7日間できらりマスター 標準予防策・経路別予防策と耐性菌対策

JN095401

浜松医療センター 院長補佐
兼 感染症内科部長 兼 衛生管理室長

矢野邦夫 著

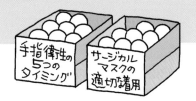

ヴァン メディカル

はじめに

　近年、世界中で様々な多剤耐性菌が出現しており、日本の病院においてもアウトブレイクが発生しています。実際、「○○病院にて多剤耐性菌が○十人の患者に感染した！」というような報道を目にすることがあります。多剤耐性菌の多くは日和見病原体なので、病院が気付く前に相当数の患者に伝播しています。そして、そのなかの1人が発症したため、周囲の患者の培養検査をしてはじめて、多くの患者が感染していることを知るのです。

　多剤耐性菌は「医療従事者の手指」を介して伝播することが多いので、標準予防策が適切に実施されていれば、蔓延することはありません。標準予防策が実施されていないがゆえに、アウトブレイクが発生するのです。そして、カルバペネマーゼ産生腸内細菌科細菌やバンコマイシン耐性腸球菌などに感染していることが判明した患者には接触予防策が追加されます。接触予防策は多剤耐性菌の感染者を見付け出した後に、その拡大を最小にしようという感染対策です。多剤耐性菌を見付け出す前に日常的に実施すべきことは標準予防策なのです。

　多剤耐性菌の話と聞くと、「何やら難しい細菌学の話になるのでは？」と警戒されるのではないでしょうか？　それは、多剤耐性菌の解説にはどうしても難解な説明が付き物だからです。すなわち、多剤耐性菌をよりよく理解してもらおうという努力が、むしろ仇となって、多くの医療従事者の理解を遠退けているのです。

そのため、思い切って、徹底的に解りやすい多剤耐性菌の本を作ってみました。感染対策と多剤耐性菌について、たくさんの例え話を用いて解説しました。通常、感染対策は「どのようにして病原体の伝播を防ごうか」という人間側の立場に立った内容となりますが、ここでは耐性菌側の立場から解説しました。すなわち、「どのような突破口を見付け出せば、そこから侵入してアウトブレイクを引き起こすことができるのだろうか」という内容です。また、最後にファクトシートも掲載しましたので、感染対策および耐性菌のサマリーとしてご覧いただければ幸いです。本書は、感染対策と多剤耐性菌について、7日間で楽しみながら理解できる入門書になります。

　最後に、このような企画を提示していただいた㈱ヴァンメディカルの山路唯巴氏に心から感謝の意を表します。また、浜松医療センターにおいて、感染対策を担当している衛生管理室（感染対策室）のスタッフに深謝の意を表します。

2020年6月吉日

浜松医療センター

矢野邦夫

目次

7日目　耐性菌対策　その3　149

復習日　ファクトシート　173

略 語

BLNAR	βラクタマーゼ非産生アンピシリン耐性 (β-Lactamase Negative Ampicillin Resistant)
CD	クロストリディオイデス・ディフィシル (*Clostridioides difficile*)
CDC	米国疾病管理予防センター (Centers for Disease Control and Prevention)
CDI	クロストリディオイデス・ディフィシル感染症 (*Clostridioides difficile* Infection)
CNS	コアグラーゼ陰性ブドウ球菌 (Coagulase Negative Staphylococci)
COVID-19	新型コロナウイルス感染症 (Coronavirus Disease 2019)
CPE	カルバペネマーゼ産生腸内細菌科細菌 (Carbapenemase Producing *Enterobacteriaceae*)
CRE	カルバペネム耐性腸内細菌科細菌 (Carbapenem Resistant *Enterobacteriaceae*)
ESBL	基質特異性拡張型βラクタマーゼ (Extended Spectrum β-Lactamase)
HBV	B型肝炎ウイルス (Hepatitis B Virus)
HCV	C型肝炎ウイルス (Hepatitis C Virus)
HIV	ヒト免疫不全ウイルス (Human Immunodeficiency Virus)

HSV	単純ヘルペスウイルス	
	（Herpes Simplex Virus）	
MDRA	多剤耐性アシネトバクター	
	（Multi-Drug Resistant *Acinetobacter*）	
MDRP	多剤耐性緑膿菌	
	（Multi-Drug Resistant *Pseudomonas aeruginosa*）	
MDR-TB	多剤耐性結核菌	
	（Mult-Drug Resistant *Mycobacterium tuberculosis*）	
MRSA	メチシリン耐性黄色ブドウ球菌	
	（Methicillin Resistant *Staphylococcus aureus*）	
MRSE	メチシリン耐性表皮ブドウ球菌	
	（Methicillin Resistant *Staphylococcus epidermidis*）	
PBP	ペニシリン結合蛋白質	
	（Penicillin Binding Protein）	
PPE	個人防護具	
	（Personal Protective Equipment）	
PRSP	ペニシリン耐性肺炎球菌	
	（Penicillin Resistant *Streptococcus pneumoniae*）	
SARS	重症急性呼吸器症候群	
	（Severe Acute Respiratory Syndrome）	
VRE	バンコマイシン耐性腸球菌	
	（Vancomycin Resistant Enterococci）	
WHO	世界保健機関	
	（World Health Organization）	
XDR-TB	超多剤耐性結核菌	
	（Extensively Drug Resistant *Mycobacterium tuberculosis*）	

1日目

標準予防策
その1

☀ 標準予防策とは

　「鶴の恩返し」「瘤取り爺さん」など昔話には興味深いものが数多くあります。これは昔々に誰かが作り上げた物語が現在まで伝えられたものと思います。そのようなことを考えると、現時点で「感染対策の物語」を作れば、それが代々言い伝えられ、100年のちには昔話になるかもしれません。ここで未来まで語り継がれる「感染対策の昔話」をご披露したいと思います。

　昔々、ある村にキツネどんとタヌキどんが住んでいました。キツネどんは毎日遊んでばかりいて、家の壁に穴があっても修理せず、藁ぶき屋根で雨漏りがあっても一向に気にしませんでした。また、家の近くに川が流れており、洪水になればひとたまりもないのですが、それについても全く気にしません。一方、タヌキどんはまじめでコツコツ仕事をしていました。冬になって寒くなってきたら、冷たい空気が室内に流れ込まないように壁の穴を修理していました。藁ぶき屋根では強風で飛んで行ってしまうということで、頑丈な鉄板屋根にしていました。近くに流れている川が大雨や台風で氾濫したときに、家が流されないように、高台に家を移動させていたのです。さらには、台風が来るという予報がされたときには、家が風に飛ばされないように補強したり、窓に石が飛んできて窓ガラスが割れないように雨戸もしっかり閉めていました。そのようにして、月日が流れていきました。何事もないときにはキツネどんもタヌキどんも楽しく生活していたのです。

ある日のこと、大きな台風が近付いて来ました。タヌキどんは日頃から十分に家の手入れをしていたので、多少の台風が来たとしても、ビクともしません。それにもかかわらず、タヌキどんは念のために、屋根が風で飛ばされないように、屋根の上に石を載せました。また、家が高台にあるので洪水には強いはずですが、念のために家の周囲に土のうを巡らせました。しかし、キツネどんは台風の襲来など気にもかけずに遊びまわっていました。

　台風の襲来日、タヌキどんは用意周到に準備した家のなかで、台風が過ぎ去るのをジッと待っていました。しかし、キツネどんの家は大変なことになりました。川の洪水で床上まで浸水し、強風で屋根は吹き飛び、窓ガラスには石が叩きつけられ、割れてしまいました。その結果、キツネどんは大けがをしてしまったのです。

　この物語は２つのことを強調しています。「災害は、いつやって来るか判らない。その備えは日頃から実施しなければならない」「日頃から備えていても、大雨や台風が予測されたときには、さらに補強する必要がある」ということです。

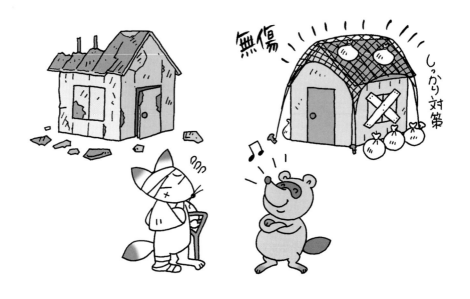

無傷

しっかり対策

　どうして、このような物語を紹介したのでしょうか？　それは「標準予防策」と「感染経路別予防策」を理解しやすくするためです。多剤耐性菌はいつ病院にやってくるか判りません。多剤耐性菌が病院内に侵入しなければ、標準予防策が遵守されていなくても、多剤耐性菌のアウトブレイクは発生しません。しかし、多剤耐性菌の多くは日和見病原体なので、症状を呈さずに、静かに病院内に侵入します。そして、感染した患者は多剤耐性菌を無症状で排菌し、周囲の患者に病原体を拡散していきます（この場合の主な伝播経路は「医療従事者の手指」です）。その結果、知らない間に、何十人もの患者が多剤耐性菌を保菌し、そのなかの抵抗力の低下した患者が発症するのです。そうならないように、いつ病院内に入り込んでくるか判らない耐性菌に対する対策を日頃から実施しなくてはなりません。そのような感染対策が標準予防策です。

　いつ病院内に入り込んでくるか判らない多剤耐性菌に対して、日頃から標準予防策を実施していれば、侵入されたとしても、患者から患者への病原体の伝播を食い止めることができます。しかし、標準予防策が実施されていない病院では、「医療従事者の手指」を介して、耐性菌が患者間を次々と伝播していくのです。

　この物語にある「屋根の上に石を載せた」「念のために家の周囲に土のうを巡らせた」というのは感染経路別予防策のことです。感染経路別予防策は危機が迫っているときに追加する対策です。日常的には実施しません。この物語では台風が近付いてくるので、石や土のうによる補強をしたのです。多剤耐性菌が病院内に入り込んだので、その拡散を防ぐために感染経路別予防策で補強するのです。

　患者が多剤耐性菌を保菌しているかどうかは不明なことがほとんどなので、すべての患者は標準予防策にて対応します。多剤耐性菌を保菌もしくは発症している患者を検出したときも、原則として標準予防策を継続すればよいのです。多剤耐性菌の主な伝播経路は「医療従事者の手指」であり、標準予防策の項目には手指衛生が含まれているからです。しかし、その患者が周囲の患者に病原

体を伝播しそうな状況（下痢をしているオムツの患者、手洗いができない認知症患者など）であれば、接触予防策を追加するのです。

　日常的な家屋対策を厳重にすれば（例えば、コンクリートの家屋にすれば）、屋根の上に石を載せるという補強策は必要なくなります。すなわち、標準予防策が徹底されれば、耐性菌対策としての接触予防策は必要ないのです。多剤耐性菌対策の肝は標準予防策の徹底であり、接触予防策は付加的なものであることを認識してほしいのです。

　何度も繰り返しますが、多剤耐性菌の主な伝播経路は「医療従事者の手指」です。ガウンを着用しても手指衛生が実施されなければ、多剤耐性菌の拡散を抑えることはできません。しかし、手指衛生が徹底されていれば多剤耐性菌の伝播経路のほとんどを遮断できます。さらに、ドアノブなどの「手指の高頻度接触面」の拭き取り清掃や消毒を実施することによって、感染対策を強化できるのです。このような環境への対応も標準予防策の項目の１つです。多剤耐性菌対策では標準予防策が徹底されれば、接触予防策は必ずしも必要ないのです。

ポイント

　多剤耐性菌対策では標準予防策が徹底されれば、接触予防策は必ずしも必要ない。

　この物語にはもう１つメッセージがあります。家屋の日常的な補強が標準予防策であり、石や土のうが感染経路別予防策なのですが、標準予防策に感染経路別予防策を加えるという考え方が重要なのです。感染経路別予防策は単体では実施できません。ときどき、感染症（角化型疥癬患者など）の患者の治療が進み、感染経路別予防策の終了宣言がされると「ホッとした。もう、ガウンや手袋の着用などの面倒なことはなくなった。何もしなくてもよくなった！」と思う医療従事者がいます。そうではありません。標準予防策という、最も重要かつ難しい感染対策は継続する必要があるのです。石や土のう（感染経路別予防策）が使用されなくなったからといって、家屋（標準予防策）も必要ないと

いうことはありません。石や土のうを使用しなくても、家屋は存在するのです。石や土のうが人々を守ってくれるのではありません。家屋が守ってくれるのです。

　感染経路別予防策は単独では実施できない。必ず、標準予防策に併用して実施する。

　標準予防策は「❶手指衛生」や「❷個人防護具（PPE：Personal Protective Equipment）の使用」だけではありません。「❸咳エチケット」「❹患者の配置」「❺患者ケアに使用した器材の処置」「❻環境整備」「❼リネン類の取り扱い」「❽安全な注射手技」「❾腰椎穿刺時のサージカルマスクの着用」「❿労働者の安全」を含んだ複合的な感染対策です[1]。それは屋根があり、壁があり、床があり、窓があるというように、家屋が複数のパーツから成り立っているのに似ています。

　標準予防策は「❶手指衛生」「❷個人防護具の使用」「❸咳エチケット」「❹患者の配置」「❺患者ケアに使用した器材の処置」「❻環境整備」「❼リネン類の取り扱い」「❽安全な注射手技」「❾腰椎穿刺時のサージカルマスクの着用」「❿労働者の安全」を含んだ複合的な感染対策である。

❶ 手指衛生

　50年以上前の昭和期に「わかっちゃいるけど やめられねぇ」という歌が大流行し、映画も上映されたことがあります。この映画も大ヒットだったということです。この歌と映画を思い出すと、手指衛生のことを考えてしまいます。手指衛生について言えば「わかっちゃいるけど やれねぇよ」というところでしょうか？

学生時代の講義や実習でも、手指衛生の重要性をしっかり学んだはずです。卒業して、新人として勤務したときも、「手指衛生をしっかりしましょう」と教育されました。それ以降、感染対策講習会でも「手指衛生！　手指衛生！」と言われ、耳にタコができるほど、啓発されたはずです。それにもかかわらず、手指衛生の遵守率がとても低いのは何故でしょうか？　手指衛生の重要性は「わかっちゃいる」はずです。しかし、「やれねぇよ」なのです。

　どうして、手指衛生が必要であることを認識しているのに、実行できないのでしょう。医療従事者があえて、手指衛生をしないとはどうしても思えません。おそらく、患者を目の前にして、何らかの医療行為やケア処置をしなければならないとき、それらの行為や処置を如何にしてそつなく実施しようかということに頭が占められてしまい、手指衛生をうっかり忘れたというのが現状なのでしょう。

　「わかっちゃいるけど やれねぇよ」という心理状態を日常生活で再現することはできないかと思いあぐねていたら、1つ見付かりました。これはすべての方が経験しているかどうかはわかりませんが、私は常に経験しています。ときどき、「お皿の美しい盛り付けがあったら、写真を撮ろうね」と言って、妻とフランス料理を食べに行くことがあります。もちろん、フランス料理に限ることはなく、写真にしたいような美しい料理が出てくる店であればよいのです。

　美しい盛り付けであっても、それを食べてしまえば、美しい形が消えてしまいます。そのため、食べる前に写真を撮りたいのです。しかし、写真を撮ろうと決めているにもかかわらず、実際に料理が目の前に出てくると、「きれいだねぇ」「美味しそうだね」と思って、フォークで食べ始め、写真を撮るのをすっかり忘れてしまうのです。そして、食べ終わった頃、もしくは、食事がかなり進んだところで、「しまった。写真を撮り忘れた！」と気付くのです。そして、次の料理では写真を撮ろうと再度身構えます。しかし、再び、写真を撮ることを忘れてしまうのです。もちろん、インスタグラムに写真を載せることを目的として食事に行く人は、確実に写真を撮ることができると思いますが、私達夫

婦のように食べるためにレストランに行く者にとっては、食べることがメインであるがゆえに、写真を撮ることを忘れてしまうのです。まさしく、「わかっちゃいるけど やれねぇよ」という状況です。

　このときの心理状態を解明すれば、「手指衛生ができない医療従事者」の心理を読み取ることができるのではないでしょうか？　この心理状態を解明することこそ、手指衛生の遵守率を増加させるための突破口ではないかと思っています。すなわち、手指衛生の向上を目指すには、「手洗いをしない医療従事者」の心理を分析する必要があり、そのためには心理学者と共同して作業する必要があると考えます。

　興味深いことに、手指衛生でも「わかっちゃいるけど やれねぇよ」ではなく、「わかっちゃいるけど やめられねぇ」という逆の状況があります。これは、「やってほしくない」にもかかわらず、「やめられねぇ」という状況です。それには2つあります。1つ目は、石鹸と流水での手洗いの後に、アルコール手指消毒をすることです。手指衛生は「石鹸と流水での手洗い」または「アルコール手指消毒」のどちらかを実施します。両方を連続してはいけません。手荒れがひどくなるからです。それにもかかわらず、ご丁寧に両方を必ず実行する人がいます。どうしてなのかは解りませんが、単なる癖なのか、思い込みなのでしょう。

ポイント

　手指衛生は「石鹸と流水での手洗い」または「アルコール手指消毒」のどちらかを実施する。両方を連続しない。手荒れがひどくなるからである。

　2つ目は手術が連続するときの手術時手洗いです。その日の最初の手術では「石鹸と流水で手洗いをする→アルコール手指消毒をする」となります。手に付着している芽胞などを洗い流すために、石鹸と流水での手洗いは必要だからです。問題は手術が連続する場合です。このときは、手術と手術の間の手術時手洗いは「アルコール手指消毒」のみでよいのです。手術が連続する場合には

「石鹸と流水の手洗い→アルコール手指消毒→【手術】→アルコール手指消毒→【手術】→アルコール手指消毒」となります。「石鹸と流水での手洗い」と「アルコール手指消毒」を1日に何回も繰り返すと、手荒れが悪化するからです。もちろん、手に汚れや蛋白性物質が目に見えて付着しているときには、「石鹸と流水での手洗い」は必要です。そうでなければ、「アルコール手指消毒」のみでよいのです。

　どうしても、毎回の手洗いをしないと心配な人もいるかもしれません。しかし、世界保健機関（WHO：World Health Organization）は「手洗いで芽胞が洗い流されていれば、アルコール消毒前の手洗いを実施することで、皮膚細菌叢を追加的に減少させるとするデータはない」と言っています[2]。すなわち、毎回の「石鹸と流水での手洗い」の有益性はないということです。また、アルコール消毒前に手が完全に乾燥していなければ、アルコールの活性は減少してしまうことも示されました。手術を次々と実施しなければならないので忙しいと言って、「石鹸と流水での手洗い」の後の手の乾燥を十分にしなければ、アルコールの効果は減弱してしまうのです。

ポイント

　手術が連続する場合には「石鹸と流水の手洗い→アルコール手指消毒→【手術】→アルコール手指消毒→【手術】→アルコール手指消毒」を行う。毎回、石鹸と流水の手洗いをする必要はない。

　最近は、ほとんど見かけなくなりましたが、10年程前までは、手術時手洗いのときにブラシでゴシゴシと手や腕が赤くなるまで擦っている人がいました。そのような行為は、手や腕の皮膚を傷付け、微生物が増殖する場所を与えてしまいます。それにもかかわらず、「ブラシでゴシゴシとしているときに精神を集中するのだ！」とか「ブラシでゴシゴシとすると気持ちがいい！」と言って、ゴシゴシ手洗いを続けている人がいたのです。これも、「わかっちゃいるけどやめられねぇ」の心理状態だったと思います。

ポイント

　手術時手洗いにおいて、ブラシで手および前腕を擦ることは感染対策として不適切である。

　手指衛生は米国疾病管理予防センター（CDC：Centers for Disease Control and Prevention）やWHOのガイドライン[2,3]の影響を受けて、大きく進化しました。「たかが、手洗い！」と言う人もいますが、手指衛生こそが「最も重要な感染対策であるにもかかわらず、最も遵守することが難しい感染対策」なのです。そこで、手指衛生について、きっちりと説明したいと思います。

　手洗いは目的によって「日常的手洗い」「衛生的手洗い」「手術時手洗い」の3つに分けられます。「日常的手洗い」は食事の前や排便排尿後などの家庭や社会生活において行われる手洗いです。一般的に水道水と石鹸または水道水のみにて行われています。例をあげると、地下鉄駅や公園の公衆トイレでの手洗いです。ただ実際には、公衆トイレを利用したとき、石鹸が用意されていても、それを使用せずに水道水のみで手洗いする人は多いと思います。石鹸を用いたとしても、ハンカチで手に付着した水分を拭き取っている人もいます。ハンカチは1日に何回も使用するので、埃、汗、細菌などがビッシリ付着しています。

　手を水道水で洗った後に、汚れたハンカチで手を拭くというのは衛生的ではありません。地下鉄などの公共交通や公園にある公衆トイレを使用する人はほとんどが健康な人なので、そのような手洗いで事足りるのです。このようなことを言うと、「それならば、日常的手洗いは必要ないのか？」と思われるかもしれませんが、そうではありません。やはり、手指に尿や糞便などが微量でも残ったまま、日常生活するは適切ではありません。日常的手洗いによって、それらを洗い流すことが大切です。

　しかし、「日常的手洗い」を抵抗力の低下した患者が多数いる病院に持ち込んではいけません。患者は何らかの疾患で入院しており、病原体に脆弱です。医療従事者が日常的手洗いのみで、患者をケアすることは余りにも危険です。

19

やはり、手指の清潔が必要であり、そのために「衛生的手洗い」をするのです。

　手洗いは目的によって「日常的手洗い」「衛生的手洗い」「手術時手洗い」の3つに分けられる。

　日常生活で実施されている「日常的手洗い」を病院に持ち込んではならない。病棟や外来では「衛生的手洗い」を実施する。

　「衛生的手洗い」は病棟や外来などで診療の前後に行われており、「石鹸と流水による手洗い」または「アルコール手指消毒」にて行われています。手が目に見えて汚れていなければ、アルコール手指消毒を行い、手に汚れや蛋白性物質が目に見えて付着している場合には、石鹸と流水にて手洗いをします[3]。

　「衛生的手洗い」では手が目に見えて汚れていなければ、アルコール手指消毒を行い、手に汚れや蛋白性物質が目に見えて付着している場合には、石鹸と流水にて手洗いをする。

　石鹸と流水の手洗いよりもアルコール手指消毒が優先的に実施される主な理由は次の3つです。
1．「石鹸と流水による手洗い」を繰り返していると手荒れを引き起こす。
2．「アルコール手指消毒」は「石鹸と流水による手洗い」よりも殺菌効果が強い。
3．「アルコール手指消毒」はどこででも実施できる。

　アルコールは手を乾燥させるので、「アルコール手指消毒」よりも、「石鹸と流水による手洗い」のほうが手に優しいと思い込んでいる人が多いのですが、そうではありません。石鹸と流水による手洗いを繰り返していると手荒れの原

因となります[2]。一方、アルコール手指消毒薬は保湿剤が含有されることによって、最も手に優しい手指衛生製剤に変身したのです。

多くの看護師が手荒れを訴えています。手が荒れると、皮膚細菌叢が変化し、それに伴ってブドウ球菌やグラム陰性桿菌が頻繁に付着するようになります。このような状況にならないように、保湿剤を含んだアルコール手指消毒薬を使用することが望ましいのです。

ポイント

石鹸と流水による手洗いよりも、保湿剤を含んだアルコール手指消毒薬を使用するほうが手荒れが少ない。

また、アルコール手指消毒薬は石鹸と流水よりも手の細菌数を格段に少なくできます。実際、手を15秒間洗っても、皮膚の細菌数は $1/4 \sim 1/12$ にしか減少しません。30秒間で $1/63 \sim 1/630$ に減少する程度です。しかし、アルコール手指消毒薬を用いれば、30秒間で約 $1/3,000$ に減少します。

ポイント

「アルコール手指消毒」のほうが「石鹸と流水による手洗い」よりも殺菌効果が強い。

医療従事者が手指を清潔にするのに要する時間を短縮することも大切です。石鹸と流水による手洗いをするためには、毎回、手洗いシンクまで移動しなければなりません。しかし、アルコール手指消毒薬は患者のベッドサイドに設置できます。医療従事者が腰に付けて動き回ることもできます。そのため、手指衛生が容易にできるのです。

ポイント

「アルコール手指消毒」のほうが「石鹸と流水による手洗い」よりも手指衛生が容易である。

石鹸と流水による手洗いをしたときには、ペーパータオルで十分に手を拭き取らなければなりません。濡れた状態の手指には病原体が付着しやすいからです。多忙な業務のなかで、石鹸と流水による手洗いを頻繁に行い、そして、手指をペーパータオルで拭き取るとなると、どうしても、手指の間に水分が残ってしまいます。そして、そこが病原体の伝播経路となってしまうのです。しかし、アルコール手指消毒であれば、手指はすぐに乾燥するので、そのような問題は発生しません。

ポイント

　濡れたままの手指には病原体が付着しやすい。アルコール手指消毒では手指の乾燥は早い。

　アルコール手指消毒薬にも弱点があります。手が見るからに汚れていたり、蛋白性物質で汚染されているとアルコールの効果は減弱します。このようなときは、石鹸と流水によって手の汚れを洗い落とす必要があります。

ポイント

　アルコール手指消毒薬は手が汚れていたり、蛋白性物質で汚染されていると効果が減弱する。

　手指消毒に用いるアルコールの量も重要です。少量のアルコールを手に塗布しても、石鹸と流水で手を洗う程の効果は見られないからです。実際、アルコールが1mLの場合は、3mLの場合よりも実質的に効果が少ないとの報告もあります。それでは、何mLのアルコールが適正量なのでしょうか？

　アルコール手指消毒薬には液状、ゲル状、泡状のものがあります。また、医療従事者の手の大きさも様々です。そのため、「○○mLのアルコールが適切である」とは明言できないのです。ただし、10〜15秒間両手を擦り合わせた後に手が乾いていると感じたとすれば、使用量が不十分だった可能性があるので[3]、それを1つの基準に用いるとよいでしょう。

ポイント

　アルコール手指消毒薬を使用するとき、10～15秒間両手を擦り合わせた後に手が乾いていると感じたとすれば、使用量が不十分だった可能性がある。

　アルコール手指消毒は回数が多ければよい、というものではありません。また、アルコールの使用量が多ければよい、ということもないのです。手指衛生のタイミングが大切なのです。例えば、新生児集中治療室で患者のケアをするということで、アルコール手指消毒薬で手指消毒をしたとします。そのまま、患者に直接触れるならば良いのですが、その前に、機器のスイッチに触れてしまうと、スイッチに付着しているメチシリン耐性黄色ブドウ球菌（MRSA：Methicillin Resistant *Staphylococcus aureus*）などが手指に付着してしまいます。そのような手指で新生児をケアすれば、MRSAが伝播してしまうのです。このようなことにならないように、WHOは『手指衛生の５つのタイミング』で手指衛生をすることを推奨しています[2]。

ポイント

　「衛生的手洗い」はWHOの『手指衛生の５つのタイミング』で実施する。

1 患者に触れる前

2 清潔／無菌操作の前

3 体液曝露の
　　危険性の後

4 患者に触れた後

5 患者周辺に触れた後

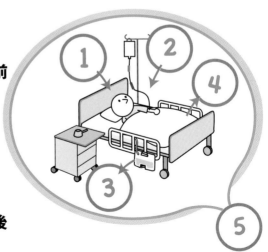

クロストリディオイデス・ディフィシル（CD：*Clostridioides difficile*）のような芽胞形成菌に感染している患者のケアの後では、石鹸と流水による手洗いを行います。芽胞はアルコールでは殺菌できないからです。しかし、最近のガイドラインでは、感染者が多少多く見られる状況であっても、基本的にはアルコール手指消毒を実施し、アウトブレイクが見られた場合や相当数の患者がいる場合には、石鹸と流水による手洗いをすることが推奨されています[4-6]。

　ノロウイルスのように、アルコールに抵抗性を示す病原体に感染している患者のケアにおいても、石鹸と流水による手洗いが推奨されています。ノロウイルスはアルコールに抵抗性があるからです。しかし、アルコールのpHを酸性に調整すると、ノロウイルスについても殺滅できるのではないかということで[7]、最近はそのような製剤が使用されるようになってきました。

　CDとノロウイルスのみに焦点を絞った感染対策を実施するならば、石鹸と流水による手洗いがベストかもしれません。しかし、院内感染で問題となるのはCDとノロウイルスだけではありません。緑膿菌やMRSAなど様々な病原体が蔓延しています。一部の病原体のみにターゲットを絞った感染対策を実施していると、他の病原体による院内感染を許してしまいます。そのようなことを避けるために、可能な限り、アルコール手指消毒を実施したいのです。CDであっても、ノロウイルスであっても、とにかくアルコール手指消毒薬を用いて、すべての病原体に対する感染対策を実施することが重要なのです。

ポイント

　CDやノロウイルスに対する対策ということで石鹸と流水による手洗いを継続していると、他の病原体による院内感染を許してしまう。

❷ 個人防護具の使用

　高校生の頃、私が通学していた高校では「私服登校」が許されていました。当時（おそらく、今も）、多くの高校生は制服を着て学校に行かなければなりませんでした。しかし、学生自治会が強く、県内で唯一の私服登校許可の学校だったのです。教師達は私服の学生を見ても、見て見ぬふりをしてくれていました。

　高校に入学したときには、他の高校の生徒が制服で登校しているなかで、私服で登校できるのが少し嬉しかった記憶があります。毎日、服を変えて登校できるのですから、ファッションが好きな生徒には夢のようだったに違いありません。ところが、私服登校を数回したところで、思い悩むことになったのです。「明日は、どのような服装がいいのだろう」「明日の気温は何度かな？　暑ければ薄めのものを着なければならないかな？」と、考える必要が出てきたのです。毎日、同じ私服を着るという選択もあるかもしれませんが、それでは制服と同じではありませんか？　結局、私服を考えるのが面倒になり、制服登校するようになってしまったのです。

　「私服登校」と「制服登校」の違いは何でしょうか？　「私服登校」では、どのような衣服を着るか毎日考えなければなりません。気温なども気にしなければならないし、若者の流行も考慮しなければならないのです。流行に遅れた衣服を着て登校すれば「ダサい奴」と言われてしまいます。この年代は他人からの評判を気にする年頃でしたから、ダサい奴とは言われたくなかったのです。とにかく、自分で情報を集めて、何を着るかを判断しなければならないという労力と努力が必要だったのです。一方、「制服登校」であれば、毎日どのような衣服を着るかを考えなくてもよいのです。冬服と夏服しかないし、その切り替え時期も学校が決めてくれます。生徒は何も考えなくても、誰にも後ろ指を

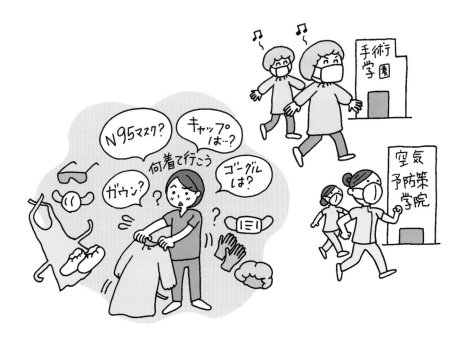

指されない服装で登校できるのです。

　このようなことは個人防護具についても言うことができます。それは「標準予防策のときの個人防護具」と「感染経路別予防策のときの個人防護具」です。前者が「私服登校」で、後者が「制服登校」です。標準予防策では「これからどのような医療行為をするのか？」「その医療行為によって、どのような血液・体液曝露が発生するのか？」を予測して、その予測に従って個人防護具を着用するのです。例えば、血管内カテーテルを末梢静脈に挿入するときには、患者の血液が手指に付着する可能性を予測できるので、手袋を着用します。一方、重症交通事故で大量出血の意識不明の患者に緊急挿管や心臓マッサージをするときには、患者の血液や気道分泌物に曝露する可能性が予測されるので、フェイスマスク、ガウン、手袋などを着用することになります。すなわち、標準予防策のときの個人防護具の着用では、医療従事者の知識と経験と判断が強く求められるのです。

ポイント

　標準予防策では、「これからどのような医療行為をするのか？」「その医療行為によって、どのような血液・体液曝露が発生するのか？」を予測して、その予測に従って個人防護具を着用する。

　就職したばかりの新人は医療行為を的確に実施することで精一杯であり、それによってどのような血液・体液曝露が発生するかを予測する余裕などありません。そのため、新人では「標準予防策のときの個人防護具」の着用はなかなか難しいと考えるべきです。しかし、「感染経路別予防策のときの個人防護具」は新人でも容易に着用を判断できます。接触予防策では病室に入室するときにガウンと手袋を着用することになっています。飛沫予防策では入室するときにサージカルマスクを着用します。すなわち、感染経路別予防策のときには、血液・体液曝露の予測に従って個人防護具の着用を判断する、といった高度なことは求められないのです。ですから、新人でも容易に実施できるのです。

ポイント

　感染経路別予防策では、病室に入室するときに個人防護具を着用する。

　すなわち、同じ医療行為をするのであっても、経験の豊富な医療従事者であれば、「標準予防策のときの個人防護具」の着用でよく、新人では「感染経路別予防策のときの個人防護具」が必要なことがあるのです。

　この部分を解りやすくするために、もう少し、例え話を加えます。自動車の免許を取れば街中の道路を運転することができます。それならば、免許を得てからすぐに、東京の都市高速を運転できるでしょうか？　都市高速は東名高速道路や名神高速道路などに比べて、合流部分が短距離であり、しかも、道路は込み入っています。また、高速道路から降りるときには、車線の左側から出ていくのですが、都市高速では車線の右側から出ていくこともあります。このときには急いで車線変更をしなくてはなりません。

免許を取ってから何年も経過して、都市高速に慣れている人であれば、合流も難なくこなせるし、どこどこのカーブの向こうにある出口は車線の右側から降りなければならないなどの情報を持っています。しかし、初心者であれば合流するのも大変だし、出口の情報も持ち合わせていないため、事故を起こしやすいのです。免許を取ったからといって、その日から安全に都市高速を運転できるということはないのです。最初は、運転に慣れている家族などが一緒に車に乗って、合流するときには右後方を見てあげるなどのサポートが必要です。

　医療も同じであり、看護師や医師の免許を取ったら、感染対策が実施できるということはありません。臨床現場での教育が大切なのです。先輩や上司が新人看護師や研修医がどのような感染対策を実施しているかを監督し、不足しているならばサポートをしなければならないのです。標準予防策は掛け声だけでなく、現場での細やかな指導が必要です。そうすることによって、個人防護具を適切に着用することができるようになるのです。

ポイント

　新人看護師や研修医が標準予防策を実施できるようになるためには、現場での細やかな指導が必要である。

■ 個人防護具

　医療施設で用いられる「個人防護具」にはガウン、マスク、ゴーグル、手袋などがあります。それらは衣類、気道、粘膜、皮膚に病原体が付着するのを防ぐために、単独または組み合わせで用いられます。これらを適切に着用し、適切に取り外すことが極めて大切です。特に、個人防護具を取り外すときには、周囲を汚染させないようにすることが大切です。

　CDCは着用する順番を「①エプロン➡②マスク➡③ゴーグルやフェイスシールド➡④手袋」としています[1]。ガイドラインには順番についての理由は記載されていませんが、臨床現場では適切な順番と思います。手袋は患者の体に

直接触れるので、できるだけ清潔を守りたいのです。そのため、一番最後に着用します。ゴーグルを着用した状態でエプロンやマスクを着けることは難しいので、ゴーグルはエプロンとマスクの後に着用します。エプロンは頭をくぐらせるようにして着るので、マスクをしていると着用しにくいと思います。そのため、エプロンを先に着用します。

> **ポイント**
>
> 　個人防護具は「①エプロン➡②マスク➡③ゴーグルやフェイスシールド➡④手袋」の順で着用する。

　個人防護具を取り外す順番は、「①手袋➡②ゴーグルやフェイスシールド➡③ガウン➡④マスク」となります[1]。手袋は最も汚染している個人防護具なので最初に取り外します。汚染した手袋を着用したままマスクやガウンなどの個人防護具を取り外そうとすると、手袋に付着している病原体が付着してしまうからです。また、マスクを病室内で取り外してしまうと、飛沫感染や空気感染する病原体に曝露してしまいます。そのため、マスクは病室外に出てから外すことになるので、個人防護具のなかでは最後に取り外すことになります。ゴーグル、フェイスシールド、ガウンについては汚染の厳しいものを最初に取り外すのを原則としますが、汚染に差がなければ、顔面に着用して煩わしいゴーグルやフェイスシールドを先に取り外します。そして、すべての個人防護具を取り外した後には手指衛生を行います。

> **ポイント**
>
> 　個人防護具は「①手袋➡②ゴーグルやフェイスシールド➡③ガウン➡④マスク」の順で取り外す。そして、個人防護具を取り外した後には手指衛生を行う。

■ 手袋

　かつて、医療従事者は患者の採血を素手で行っていました。「細い血管を見付け出すには、手袋を着用していては上手くいかない」というのがその理由で

した。しかし、血液媒介病原体の感染を防ぐために、次第に手袋を着用するようになりました。また、「手袋を着用して採血を行うと、患者は自分がバイキンのように取り扱われていると思ってしまう」ということで、あえて手袋を着用しなかった医療従事者もいましたが、今はそのような心配もありません。

　ケーキ屋などで、ケーキを注文すると、使い捨ての手袋をした店員がケーキを箱に入れてくれます。素手でケーキを掴む店はないでしょう。米国では、寿司屋でも寿司を握るときには手袋を着用することが求められ、論争となっています。このように、手袋を着用するという文化はかなり浸透してきているので、採血をしている医療従事者が手袋をしていても、抵抗を感じる患者はいないでしょう。

　最近、医療従事者が患者の血液媒介病原体から身を守るためだけに、手袋を着用することが見受けられるようになりました。それは、同じ手袋で次々と採血を行うという行為です。確かに、医療従事者は手袋を着用しているので、患者の血液媒介病原体に触れる機会は格段に減ります。しかし、採血時の血液が付着した手袋で、次の患者の採血を行えば、患者から患者に病原体が伝播してしまいます。そのようなことを避けるために、手袋を患者ごとに交換するので

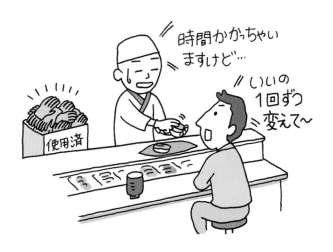

す。しかし、「多忙な外来採血室では、そのように患者ごとに手袋を交換する
暇はない」「手袋の費用は馬鹿にならない」という抵抗がありました。

　もし、患者に「あなた方の待ち時間を減らすために、血液が付着している可
能性のある手袋で採血をしてもよいですか？」「手袋の費用を削減するために、
手袋交換をしなくてもいいですか？」と聞いてみたら、彼らはどう答えるので
しょうか？　おそらく、すべての患者は「手袋を交換してほしい」と言うに違
いありません。待ち時間が多少増えても構いません。費用が少し増加しても構
わないのです。

ポイント

手袋を使用したら廃棄する。複数の患者で同じ手袋を用いない。

■ マスク

　サージカルマスクを着用している医療従事者が鼻を出していることがありま
す。「鼻出しマスクは止めましょう」と啓発しているのに、このような鼻出し
はよく見かけます。私は「彼らは、鼻を出していても感染対策としては十分と
思っているのだろうか？」と常々思っていました。あるとき、それを確認でき
る決定的な出来事がありました。

　インフルエンザの流行期には、「医療従事者がインフルエンザ患者とマスク
を着用せずに1m以内で会話をしてしまったら、抗インフルエンザ薬の予防内
服をしましょう」という感染対策を実施している病院は多いと思います。私の
経験した興味深い事例を紹介しましょう。

　病棟の看護師1人が「インフルエンザの患者と1m以内の距離で会話をして
しまいました。予防内服はできますか？」と連絡してきました。私が「マスク
はしていなかったの？」と聞いたところ、「マスクはしていましたが、鼻が出
ていました」と回答したのです。

このとき、瞬間的に理解できたことは、「鼻出しマスクをしている医療従事者は、鼻出しマスクが適切ではないことを知っていた！」ということです。それまでは、「鼻出しマスクでも効果があると思っているから、鼻出しのままでいるのだろう」というのが私の理解だったのです。そうではなかったことを知ったとき、妙に納得したことを覚えています。同時に、鼻出しマスクの防止について、継続的な啓発の大切さもひしひしと感じました。

ポイント ▶▶▶
サージカルマスクを着用しているときには鼻を出さない。

N95マスクの適切な着用にはフィットテストとシールチェックが不可欠です。フィットテストの目的は、N95マスクと顔の皮膚の間に隙間があるか・ないかを確認することです。結核菌などの空気感染する病原体は飛沫核に乗って空気中に浮遊しているので、N95マスクと顔の皮膚の間に隙間があると、そこからマスク内に侵入してしまうからです。

フィットテストには定性式と定量式があります。定性式フィットテストではN95マスクを着用した後に、フードをかぶり、口の近くの穴からフード内に、サッカリンを噴霧します。味を感じれば、マスクと顔の皮膚の間に空気が漏れていることになります。定量的フィットテストでは室内粉じんを用いて、N95マスクと顔の皮膚の密着性を客観的に測定します。

シールチェックはN95マスクを着用したときに、マスクと顔の皮膚が密着しているかどうかを確認するために実施されます。ごく簡単にできる手技であり、多忙な病棟業務においても実践できます。シールチェックには陽圧チェックと陰圧チェックがあります。

陽圧チェックでは、N95マスクの表面を手で覆ってから優しく息を吐きます。マスク周囲から空気の漏れを感じなければ合格です。陰圧チェックでは、優しく息を吸って、N95マスクが顔に吸い付くようにします。マスクが顔に向かっ

て引き付けられれば、または、使用者がマスクの周囲から空気の流れ込みを感じなければ合格です。

N95マスクを適切に着用するにはフィットテストとシールチェックを行う。

　N95マスクは使い捨てを原則としますが、やむを得ない場合には再利用することがあります。それは結核の患者の診療に使用した場合です。結核菌は空気感染しかしないので、N95マスクの表面に結核菌が付着していたとしてもなんら問題はありません。手指がマスクに触れることによって、結核菌が手指に移動し、さらにその手指が自分の眼や鼻腔の粘膜に触れたとしても、結核菌には感染しないからです。しかし、水痘や新型コロナウイルス感染症（COVID-19：Coronavirus Disease 19）のウイルスはマスクの表面に付着すると、そこが曝露源になります。これらの病原体は粘膜からも侵入できるからです。このような感染症に使用したN95マスクは使い捨てにします。

結核の患者のケアに使用したN95マスクは、同じ医療従事者が使用するならば再利用できるが、他の感染症の患者に使用したN95マスクは使い捨てにする。

　サージカルマスクやN95マスクには、濡れたら効果がなくなる、という共通した弱点があります。マスクは空気がフィルタを通過することによって効果を発揮しますが、マスクが濡れてしまうとフィルタの通気が悪くなり、マスクの周囲から空気が流入することになるのです。そのため、マスクは飛沫などによって濡れたら迅速に交換します。

唾液や飛沫などで濡れたサージカルマスクやN95マスクは迅速に交換する。

■ ガウン

　ガウンは着用すればよいというものではなく、適切に着脱しなければなりません。特に、患者ケアの後に取り外すときには、ガウンの表面に病原体が付着しているので、それによって医療従事者の白衣が汚染されないようにします。取り外した後の手指衛生も大切です。

　また、ガウンは使い捨てのものを使用します。かつて、MRSAの院内感染が大問題になった頃、MRSAが培養陽性の患者には、保菌であろうが、発症であろうが、ガウンを着用して病室内に入室していたことがありました。この頃、布のガウンを廊下にぶら下げておいて、それを医療従事者が着用して病室内に入り、そして、病室から出てきたら、そのガウンを取り外して、再び廊下にぶら下げていたのです。すなわち、ガウンの着回しがされていたのです。このようなことをすれば、ガウンに付着している病原体は容易に医療従事者の白衣や手指に付着してしまいます。形式的なガウンの着用は不適切です。

■ ゴーグル・フェイスシールド

　ゴーグルは医療従事者の眼を飛沫などから守る個人防護具です。ときどき、眼鏡をしているから、ゴーグルは必要ないという人がいますが、そうではありません。最近の眼鏡はファッション性を高めるために、面積が小さいことが多いです。そのため、眼鏡をしていても、レンズの周囲から眼に飛沫が飛び込んでしまうのです。したがって、眼鏡を着用していても、その上からゴーグルを使用する必要があります。フェイスシールドはゴーグルとサージカルマスクを接合したような使いやすい個人防護具です。眼鏡を使用していても、容易に利用することができるので、医療現場では頻用されています。

ポイント

眼鏡はゴーグルの代替にならない。眼鏡の上からゴーグルを着用する。

Reference

1) CDC：Guideline for isolation precautions：Preventing transmission of infectious agents in healthcare settings，2007
   https://www.cdc.gov/infectioncontrol/pdf/guidelines/isolation-guidelines-H.pdf
2) WHO：WHO Guidelines on hand hygiene in health care.
   [Full version] http://whqlibdoc.who.int/publications/2009/9789241597906_eng.pdf
   [Summary] http://whqlibdoc.who.int/hq/2009/WHO_IER_PSP_2009.07_eng.pdf
3) CDC：Guideline for hand hygiene in health-care settings，2002
   https://www.cdc.gov/mmwr/PDF/rr/rr5116.pdf
4) Tschudin-Sutter S, et al：Guidance document for prevention of *Clostridium difficile* infection in acute healthcare settings．Clin Microbiol Infect 24(10)：1051-1054, 2018
5) McDonald LC, et al：Clinical Practice Guidelines for *Clostridium difficile* Infection in Adults and Children：2017 Update by the Infectious Diseases Society of America (IDSA) and Society for Healthcare Epidemiology of America (SHEA). Clin Infect Dis 66(7)：e1-e48, 2018
6) 公益社団法人日本化学療法学会・一般社団法人日本感染症学会CDI診療ガイドライン作成委員会編集：*Clostridioides* (*Clostridium*) *difficile*感染症診療ガイドライン、2018
7) CDC：Updated norovirus outbreak management and disease prevention guidelines, 2011
   https://www.cdc.gov/mmwr/pdf/rr/rr6003.pdf

❸ 咳エチケット

　『咳エチケット』という言葉を初めて聞いたとき、改めて「"エチケット"とはどのような意味なんだろう？」と考えてしまいました。"マナー"という言葉もありますよね。ですから、「『咳マナー』という言葉であってもよいのでは？」と疑問に思った人もいるに違いありません。

　ここで、"エチケット"と"マナー"の相違を明らかにしたいと思います。まず、どのような場合があるかを列挙してみました。「レストランで食事をするときには音を立てない」「人前でゲップをしない」「電車内で大きな音で音楽を聴かない」「食堂が混雑しているときにはタバコを吸わない」「結婚式の厳かな雰囲気のときに、大声をあげない」などがあります。これらはエチケットでしょうか、それとも、マナーでしょうか？

　おそらく、「レストランで食事をするときには音を立てない」「人前でゲップをしない」はエチケットであり、「電車内で大きな音で音楽を聴かない」「食堂が混雑しているときにはタバコを吸わない」「結婚式の厳かな雰囲気のときに、大声をあげない」はマナーであると言う人が大多数と思います。もちろん、異論のある人も多いかもしれませんが、生まれ育った環境の影響もあり、個人差はやむを得ないでしょう。

エチケットは「特定の相手を不快にさせない気配り」といったニュアンスがあります。多くは、目の前の人を不快にさせないのが目的です。一方、マナーは「多くの人たちが同席する際の立ち居振る舞い」について言われることだと思います。『咳エチケット』は自分が咳やクシャミをしたときに、目の前にいる人に口や鼻から飛び出す飛沫を浴びせないことが目的です。ですから、『咳マナー』ではなく、『咳エチケット』が用語として選択されたのは適切なことなのです。

　日本人はマスクをすることに抵抗を感じない民族です。外国人が成田国際空港や関西国際空港に降り立つと、マスクをしている人が多いことに驚くそうです。東南アジアでは、自国でマスクをしているアジア人を見ると日本人だと思うほど、“日本人＝マスク”といったイメージが定着しつつあるようです。このような習慣があるため、日本では咳エチケットでのサージカルマスクの着用の啓発が容易なのです。

　これまで、数多くの日本の文化や芸術が海外に輸出されました。すでに、ゴジラやコスプレなどが輸出されています。実際、ゴジラのハリウッド版が出ているし、コスプレ大会では世界中からマニアが来日しています。これからは日本のマスク文化も海外に輸出されるかもしれません。現在、来日している外国人は急増しています。彼らが、日本のマスク文化の影響を受ければ、瞬く間に世界中でマスクが使用されることでしょう。

　最近、「伊達マスク」が脚光を浴びてきました。「伊達マスク」というのは、本来の衛生上の理由とは異なる目的で常にマスクを着用することです。伊達メガネから派生した用語のようです。伊達マスクの目的には様々なものがあり、「マスクをしていると温かい」「スッピンでも気にしなくていい」「顔が隠れるので、表情が読まれなくなり、安心感がある」「マスク美人もしくはイケメンになれる」「仕事中や授業中に眠いのを隠せる」などがあります。ファッション性を求めて、黒いマスクを使用している人もいます。ただ、「マスク依存症」になってしまう人もいるので注意しましょう。「他人の視線が気になる」「顔が

真っ赤になっても見られない」など、人との繋がりでの心配事でマスクを外せなくなっている人もいます。完全に外すのは飯、風呂、寝るときだけの人もいます。

　マスクの話をしていたら、『咳エチケット』の主題からかなり外れてしまったので、咳エチケットの歴史から話を再開したいと思います。

　2003年、重症急性呼吸器症候群（SARS：Severe Acute Respiratory Syndrome）が世界中に拡大したとき、救急外来を受診した患者や同伴家族がSARSコロナウイルスを周囲の人々に伝播させた、という事例がいくつかありました。そのなかの1事例では、SARS疑い患者の妻がウイルスに感染しており、救急外来で13人に感染させたというものでした。このうちの5人が待合室で彼女と一緒に座っていたのです。SARSコロナウイルスがこのような伝播を示したため、医療施設においては病棟や外来を問わず、また、患者や付き添い者を問わず、来院するすべての人々のなかから感染者を見付け出して、感染対策を行う必要性が出てきました。その結果、CDCは医療施設において呼吸器感染症の伝播を防ぐために、咳や鼻水などの症状のある人は最初から『咳エチケット』を実施することを推奨したのです[1]。

ポイント
　『咳エチケット』はSARSの流行によって生み出された感染対策である。

咳エチケットは、呼吸器感染症であることが確定している患者のみがターゲットとなっているのではありません。未診断の感染力のある呼吸器感染症の患者、家族、患者の友人、面会者もターゲットとしています。咳エチケットが必要な疾患はSARSのみではなく、インフルエンザ、麻疹、風疹といったウイルス感染症や百日咳などの細菌感染症にも必要です。これらの呼吸器感染症は症状のみでは区別ができないし、発熱や咳なども様々です。それゆえ、咳エチケットは感染症の種類や有無を問わず、咳や鼻水などの症状のあるすべての人が実施しなければなりません。

咳や鼻水などの症状のある人は医療施設に入るときから、咳エチケットを実施する。

『咳エチケット』の要素には次のものが含まれます[1]。これらについて解説しましょう。

- 医療従事者、患者、家族、患者の友人、面会者を教育する。
- ポスターなどを用いて患者、家族、患者の友人、面会者を啓発する。
- 咳をするときにはティッシュにて口と鼻を覆う。使用したティッシュは捨てる。咳をしている人はサージカルマスクを着用する。
- 呼吸器分泌物に接触した後は手指衛生をする。
- 一般待合室においては呼吸器感染症のある人から空間的分離（理想的には1m以上）を確保する。

インフルエンザの流行期に外来で診察待ちをしている患者のなかには、発熱や咳症状があるにもかかわらず、マスクを着用せずに混み合った待合室で待っている人がいます。マスクはしているものの、手洗いを全くしない人もいます。『咳エチケット』の遵守率を向上させるためには、医療従事者、患者、家族、患者の友人、面会者を教育することが重要です。

ポイント

『咳エチケット』の遵守率を向上させるためには、様々な手段を用いて、医療従事者、患者、家族、患者の友人、面会者を教育する。

患者、家族、患者の友人、面会者に『咳エチケット』を啓発できる場は限られています。医療従事者のように毎日、何時間も病院内にいることはありません。病院内に滞在している短時間での啓発が必要となります。また、彼らはいつ病院に来るか判りません。そのため、啓発にはポスターを使用することになります。

　ポスターは『咳エチケット』の啓発のための重要なツールですが、一年中、同じポスターを掲示しておくと、壁の背景となってしまい、見向きもされなくなります。そのため、時々、新規のポスターに交換します。また、その地域に多い外国籍の人の言語を用いたポスターも必要です。

ポイント

　咳エチケットの啓発用ポスターは、日本語のみではなく、外国語のものも用意しておく。

　咳をするときにはティッシュにて口と鼻を覆い、使用したティッシュは捨てます。また、咳をしている人はサージカルマスクを着用してもらいます。ときどき、咳やクシャミのときに、ハンカチで口や鼻を押さえる人がいます。ハンカチを用いるということは、次回の咳やクシャミでも同じハンカチが使われるということになります。また、手洗いをした後に手を拭くときにも、鼻汁や唾液が付着したハンカチを使用せざるを得なくなります。やはり、ティッシュを使用してもらいます。サージカルマスクについては、病院内で容易に購入できるような自販機などを用意しておきます。インフルエンザの流行期に待合室で咳をしている人がいて、マスクを着用していなければ、サージカルマスクを提供することもあります。

ポイント

　咳をするときにはティッシュにて口と鼻を覆い、使用したティッシュは捨てる。

　『咳エチケット』では、咳やクシャミをするときには鼻と口を覆えばよい、と考えている人は数多くいます。鼻と口を覆ったときには、手に鼻汁や唾液などが付着します。そこで手洗いをすればよいのですが、手洗いをしないままドアノブや手すりなどに触れると、病原体もそこに付着することになります。そして、その汚染部分が感染源になるのです。また、そのような手で家族や友人に触れれば、病原体が伝播してしまいます。したがって、『咳エチケット』で

は手指衛生も重要であることを十分に教育します。そして、手指衛生を徹底するために、アルコール手指消毒薬へ容易にアプローチできるようにすることも大切です。

咳エチケットが実施できる環境を整備するために、アルコール手指消毒薬へ容易にアプローチできるようにしておく。

待合室では、呼吸器感染症の症状のある人からの空間的距離を確保します。このとき、1m以上の間隔を空けるのが望ましいといえます。「飛沫の飛行距離は1mまで」というのが、その理由です。しかし、2mまで飛散することも十分にあり得るので、状況が許せば、2mの空間的距離を確保するのがベストかもしれません。

待合室においては、呼吸器感染症の症状のある人から1m以上の空間的距離を確保する。

発熱は多くの呼吸器感染症で見られますが、百日咳や軽度の上気道感染では無熱のことがあります。そのため、発熱がないからといって気道感染を必ずしも除外できません。喘息、アレルギー性鼻炎、慢性閉塞性肺疾患の患者も咳やクシャミをすることがあります。これらの患者には感染性はないのですが、やはり咳エチケットは必要です。

発熱がなくても、咳や鼻水などの症状のある人は咳エチケットを遵守する。

咳エチケット

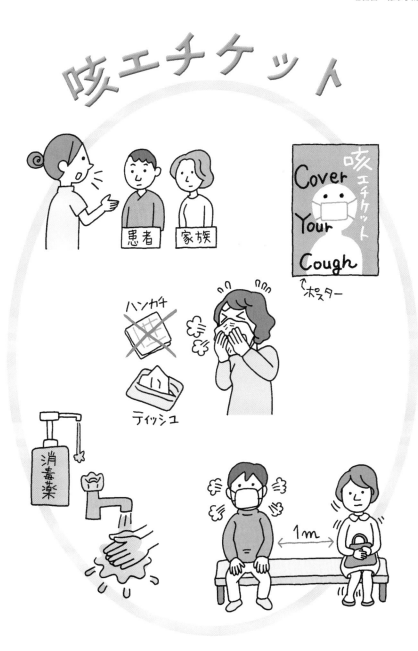

❹ 患者の配置

　中学生のとき、「席替え」というのがありました。年に数回、教室での席を替えるのです。人気のある席は、教室の一番後ろ、もしくは、窓側でした。最も人気のないのは、最前列でした。教室の一番後ろであれば、遅刻したときに、コソコソと後方から教室に入り込めます。また、授業中に先生の目から逃れて、内職できるからです。内職というのは漫画を読んだりすることです。最近ならば「スマホでSNSをする」でしょうか？　窓側が人気なのは、冬に温かいということと、授業中に外を見ることができるので退屈を紛らわせることができるからです。最前列が不人気なのは常に先生に見張られており、絶対に内職ができないことと、居眠りも一発で見付かるからです。また、授業中に当てられるという悲惨な状況を最も経験するのも最前席です。このように「人の配置」はとても大切であることを中学生の頃から教育されてきました。

　座席についてのこだわりは成人でもあると思います。例えば、海外に向かう飛行機のエコノミー席です。通路に接していない座席に座ると、夜に乗客が寝静まった頃にトイレに行こうとしても、行けません。眠っている乗客を起こさなくてはならないからです。1回程度ならば許してもらえるかもしれませんが、数回となると遠慮してしまいます。そのため、通路側の座席が好まれます。新幹線の座席では車両の一番後ろを好む人がいます。座席を倒すときに後ろの人に気を遣う必要がないからです。ただし、大きな荷物を座席の後ろに入れられてしまうと、シートを全く後ろに倒すことができなくなり、90度の姿勢で乗車しなければならないといった危険性はあります。

　海外への飛行機で座席に縛られるのはせいぜい12時間程度です。新幹線でも数時間ほどと思います。それに引き替え、病室での滞在期間は数日間〜数週間と長期となります。しかも、居心地のみでなく、感染症対策を含めた様々な条件を考慮しなければなりません。したがって、「患者の配置」には細心の注意を払う必要があります。特に、多剤耐性菌対策としては個室か大部屋かということは重要な問題であり、大部屋しか利用できない場合の対応も検討しておかなければなりません。

　患者がインフルエンザや結核のように、飛沫感染もしくは空気感染する感染症に罹患していたら、大部屋には配置できません。飛沫感染する感染症の患者は個室に入室させます。空気感染する感染症の場合は、空気感染隔離室に入院させます。角化型疥癬のように、容易に接触感染する患者も個室が必要です。

　しかし、個室が必要なときに必ず個室が使用できるとは限りません。個室が利用できない場合にはコホーティングします。また、「飛沫感染する感染症を発症した患者が多数いる」「空気予防策が必要な患者が発生したが、空気感染隔離室がない」「接触予防策が必要な患者が発生したが、病院内がすべて満床であるため、大部屋から移動できない」といった状況があります。このようなときには様々な条件を考慮しながら、患者を配置していきます。

ポイント

　感染経路別予防策が必要な患者は個室に入院させる。個室が利用できない場合にはコホーティングする。患者の配置では様々な事項を考慮する。

　病室には、個室、二人病室、大部屋などがありますが、患者をどの病室に入院させるかを判断するときには、様々な事項を考慮しなければなりません。例えば、入院の理由、年齢、性別、精神状態、スタッフの必要性、家族の希望、心理的・社会的要因などです。

　入院の理由としては、認知症で徘徊する可能性があるとか、インフルエンザなどの感染症に罹患しているかなどです。このような患者は個室で対応するのがよいでしょう。年齢については、幼児であれば個室に入院させ、母親の付き添いが可能になるようにします。性別については、異性は同室にはできません。精神状態では、暴力的な患者、自殺企図のある患者は個室で監視する必要があります。スタッフの必要性については、排便などの管理、喀痰吸引の必要性などが頻繁であれば、ナースステーションの近くの病室が望ましいと思います。がん末期の患者の安楽を考えて、家族が個室を希望することがあります。また、患者の人格として大部屋が困難であると家族が判断した場合にも個室が求めら

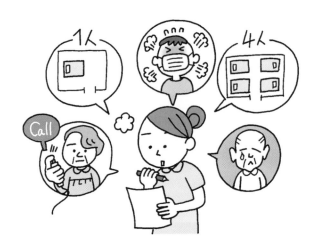

れることがあります。心理的要因も大切です。個室にいると孤独感を強く感じる人では、むしろ大部屋が望ましいと思います。社会的要因（政治家、芸能人）などで、一般の人々が容易に接するような状況が不適切な場合にも個室が必要です。

ポイント

　患者をどの病室に入院させるかの判断では、入院の理由、年齢、性別、精神状態、スタッフの必要性、家族の希望、心理的・社会的要因などを考慮する。

　病原体を他の人に伝播させる危険性のある患者は、個室に入室させる必要があります。そのような患者とは「分泌物・排泄物・創部滲出液が覆いきれない患者」「ウイルス性の呼吸器感染症または消化器感染症のある幼児」などです。この場合の患者の配置に役立つ情報は次のようなものです。

- 病原体の伝播経路は何か？
- 感染患者からの病原体の伝播の危険因子はあるか？
- 感染した場合に重大な経過を辿る可能性のある患者との同室か？
- 個室が利用できるか？
- 複数の感染患者が病室を共有できるか？（コホーティングできるか？）

　病原体の伝播経路を確認することは大切です。伝播経路によって入院させるべき病室を決める必要があるからです。麻疹のような空気感染する感染症に罹患した患者は、空気感染隔離室に入室させます。空気感染隔離室を持っていない病院では、病棟の廊下末端にある人通りの少ない個室に入室させることになります。インフルエンザのような飛沫感染する感染症の患者は、通常の個室に入室させることができます。角化型疥癬のような接触感染する感染症の患者も、通常の個室に入室させることになります。

ポイント

　患者をどの病室に入室させるかを判断するとき、病原体の伝播経路を確認することは大切である。

　患者からの病原体の伝播の危険因子については、同じ感染症であっても、患者の状況によって伝播の危険性は異なります。例えば、多剤耐性菌が糞便から検出される患者の場合でも、自分でトイレに行き、トイレの使用後には適切に手指衛生ができる患者では、他の患者に病原体を伝播させる危険性はほとんどありません。そのため、大部屋への入室は可能となります。しかし、認知症ゆえにオムツのなかに手を入れてしまう患者（このような患者は手指衛生もできない）では、病原体の伝播の危険性は高くなるので、個室入室が必要となります。

ポイント

　同じ感染症であっても、患者の状況や振る舞いによって、病原体の伝播の危険性は異なる。

　消化管がリザーバーとなっている病原体［バンコマイシン耐性腸球菌（VRE：Vancomycin Resistant Enterococci）やカルバペネム耐性腸内細菌科細菌（CRE：Carbapenem Resistant *Enterobacteriaceae*）など］によって引き起こされるアウトブレイクが発生したときには、保菌または発症している患者が個人的な衛生習慣に乏しく、便失禁があり、病原体の伝播を防ぐための感染対策に協力することが期待できない場合も個室を使用します。そのような患者には幼児、小

児、精神状態の変化や発達遅延のある患者などが含まれます。

　しかし、病原体の周囲への伝播の可能性がなく（下痢がなく、オムツも必要ない）、個人的な衛生習慣（手指衛生など）が適切な患者には個室を提供する必要はありません。

ポイント

　病原体を周囲の人や周囲の環境に拡散させない患者は、大部屋に入室させてもよい。

　感染に脆弱であり、他の患者から病原体が伝播した場合に重篤な状況になる可能性のある患者は、優先して個室に入室させるのが望ましいといえます。例えば、「免疫抑制の患者」「開放創のある患者」などです。このような患者が入室している病室に、感染患者を同室させることは避けるべきです。

ポイント

　感染すると重症化する患者（免疫抑制の患者など）と感染患者を同室にしない。

　「個室が利用できるか？」「複数の感染患者が病室を共有できるか？（コホーティングできるか？）」も感染患者の病室の決定には大きな問題です。個室が利用できなければ、大部屋に収容するしかありません。このようなことを言うと「個室が利用できないとはいえ、感染(症)のある患者を大部屋に入室させるのはいかがなものか？」と言う人もいるかもしれません。CDCの隔離予防策ガイドライン[1]では、「いくつかの研究は、保菌または発症している患者と同室することは、必ずしも伝播の危険因子にはならないことを示している」「CDの伝播を予防するための個室病室の有用性について、いくつかの研究結果は確定的なものではなかった」などと記載されているように、絶対に個室でなければならない、ということはありません。ただ、同じ感染症の患者が複数いればコホーティングするのが適切です。コホーティングできなければ、患者と患者の間の距離を2m以上確保します。2mが確保できなければ、カーテンを用いた隔

離をします。

ポイント

　個室が必要な感染患者を大部屋に入室せざるを得ないことがある。この場合、コホーティングすることがある。

　患者の配置は病棟のみではありません。外来でも適切に実施しなければなりません。伝播しやすい感染症の患者が外来（外来クリニック、開業医、救急外来など）で頻繁に診察されています。そこでは、医療従事者、他の患者、家族、面会者が病原体に曝露しています。

　感染症の患者からの距離が近くなると、感染性病原体の伝播の危険性が増大します。特に、患者間の距離が1m以下での曝露は、飛沫感染する病原体（インフルエンザウイルス、百日咳菌など）の伝播の危険性を増大させます。したがって、外来であっても、感染症の患者は他の患者から隔離することが大切です。理想的には、呼吸器感染症の症状のある患者には別の待合室を提供しますが、混雑した待合室ではそのような対策の実施は困難です。もし、呼吸器感染症のある患者に別の待合室を提供できないならば、待合室の一部に呼吸器症状のある患者をコホーティングします。この場合、待合室の一画に隔離区画を設置し、周囲の人とは少なくとも1.5〜2mの距離を確保します。もし、物理的なバリア（カーテン、衝立など）がなければ、少なくとも2mの空間的な距離を呼吸器症状のある患者と他の患者や同伴家族の間に確保します。また、感染症に脆弱な基礎疾患のある患者（免疫抑制の患者など）は、待合室において感染症の患者に曝露しないようにします。

ポイント

　外来でも感染性疾患のある患者は、個室外来室や個室検査室などに隔離する。もしくは、他の患者から少なくとも1.5〜2mの距離を確保する。

　それでは、多剤耐性菌を保菌している患者や感染症を発症している患者は、

病院内ではどのように配置したらよいのでしょうか？　多剤耐性菌はインフル
エンザや結核のように飛沫感染や空気感染することはなく、主に「医療従事者
の手指」を介して伝播します。感染部位は基質特異性拡張型βラクタマーゼ
（ESBL：Extended Spectrum β-Lactamase）産生菌、VRE、CREなどでは腸
管に感染することが多く、多剤耐性アシネトバクター（MDRA：Multi-Drug
Resistant *Acinetobacter*）や多剤耐性緑膿菌（MDRP：Multi-Drug Resistant
Pseudomonas aeruginosa）などは呼吸器系に感染していることがあります。そ
のため、オムツで管理されている患者で下痢が見られ、排便管理が上手くいか
ない場合には個室対応が必要となります。また、呼吸器系に感染していて、咳
が多く、喀痰を周囲に拡散させているような患者も、個室に入院させるのがよ
いと思います。しかし、下痢も咳もなく、失禁や失便もなく、手指衛生も適切
にできるような患者は多剤耐性菌を持っていても、必ずしも個室は必要ないの
です。病原体を他の患者に感染させるような伝播経路がないからです。もちろ
ん、医療従事者の手指衛生の遵守率が余りにも低く、多剤耐性菌が患者から患
者に容易に伝播できるような状況では、個室での管理がよいと思います。これ
は「患者側の要因」ではなく、「医療従事者側の要因」で個室が必要となると
いうことです。

ポイント

多剤耐性菌を保菌している患者や感染症を発症している患者であっても、必
ずしも個室隔離が必要とはならない。

❺ 患者ケアに使用した器材の処置

世の中、考えてみるだけで、ゾッとする状況があります。例えば、「夫が普
段使っている歯ブラシを間違えて使ってしまった！」という状況です。独身の
方の場合は「お父さんの歯ブラシを間違えて使ってしまった！」という状況を
想像してください。

もちろん、夫やお父さんは歯ブラシを使用した後には、流水でよく洗い流し

てから、洗面台に保管していると思います。それでも、そのような歯ブラシを使用した場合には、気分が悪くなるのではないでしょうか？　「歯ブラシの毛と毛の間に歯垢が残っているかもしれない」などと想像してしまうからです。それでは、夫やお父さんが歯ブラシを流水で洗い流した後に、ポビドンヨード液もしくはアルコール溶液に浸けて殺菌してから保存する、といった慎重な対応をしていたとしたら、どうでしょうか？　やはり、「歯ブラシをしっかりと、流水で洗い流しても、毛と毛の間に、歯垢が残っているに違いない。そんな歯ブラシを消毒薬に浸けたって、殺菌できないんじゃないか？」と考えてしまうと思います。または、「たとえ、消毒済の歯垢だって、自分の口には入れたくない」と思う人がほとんどでしょう。このように、他人が使用した歯ブラシを消毒薬に浸けても使用したくない、という本能は科学的にも正しいのです。滅菌や消毒の前には、洗浄によって器具の表面に付着している汚れや異物を徹底的に除去しなければなりません。多少でも残っていると、滅菌や消毒は不成功に終わります。歯ブラシは構造が複雑であり、洗浄したとしても、毛と毛の隙間に残った歯垢などを十分に除去できることはありません。そのため、歯ブラシを洗浄してから、消毒薬に浸けたとしても、消毒されていないのです。

ポイント

　洗浄が徹底できない器具は滅菌も消毒もできない。

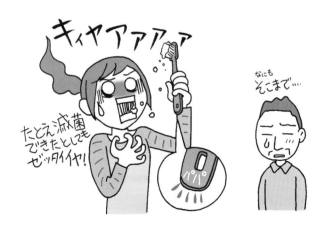

滅菌と消毒に関しては、"未来志向"と"過去思考"について論じることが大切です。どちらかというと、未来志向にはポジティブなイメージがあり、過去思考にはネガティブなイメージがあります。未来思考では、物事を考える視点を未来に置いて、そこから現在を振り返ることによって、いま起こしたいアクションを決めます。過去思考では、過去のデータや成功事例を重視し、何の情報もなければ危険性のある行動はしません。したがって、未来志向と過去思考のどちらがよいのかは定かではないのですが、滅菌・消毒・洗浄の世界では"未来志向"が重視されます。

　医療器具にはクリティカル器具、セミクリティカル器具、ノンクリティカル器具があります。クリティカル器具は患者の無菌組織に挿入される器具（血管内カテーテルやメスなど）です。セミクリティカル器具は粘膜組織に接触する器具（内視鏡や気管支鏡など）です。そして、ノンクリティカル器具は患者の健常皮膚に接触する器具（松葉杖など）です。これをスポルディングの分類といいます。

　クリティカル器具は滅菌され、セミクリティカル器具は高水準消毒され、そして、ノンクリティカル器具は洗浄もしくは低水準消毒されます。ここで大切なことは、器具を誰に使用したかは振り返らない、ということです。「これから、どのように使用するのか」で分類されるのです。"過去思考"ではなく、"未来志向"なのです。例えば、ヒト免疫不全ウイルス（HIV：Human Im-munodeficiency Virus）感染者に用いた内視鏡だから消毒するとか、B型肝炎患者に用いた松葉杖だから滅菌する、ということはありません。内視鏡はこれから粘膜に接するから、セミクリティカルなので高水準消毒をします。松葉杖は健常皮膚にしか触れないので、ノンクリティカルに分類されるから洗浄で良いのです。すなわち、器具の「滅菌」「消毒」「洗浄」は器具をこれからどのように使用するのかによって決定されるのであって、どの患者に用いたかには左右されません。

　器具の「滅菌」「消毒」「洗浄」は器具をこれからどのように使用するのかによって決定される。どの患者に使用したかには左右されない。

　クリティカル器具が「滅菌」されずに使用されたため、院内感染が発生した事例があります。美容外科手術後に9人の患者に非結核性抗酸菌感染症が引き起こされました[2]。この事例では、クリティカル器具に分類される外科用器具（手術に使用するカニューレなど）の洗浄後に低水準消毒薬である第四級アンモニウム溶液が用いられていました。クリティカル器具は滅菌されなければならないにもかかわらず、低水準消毒していたのです。

　滅菌や消毒が不十分であったことによって、手術部位感染が引き起こされることがある。

　「滅菌」と「無菌」が混同して用いられることがあるので注意が必要です。「滅菌」は病原体を完全に除去・破壊することを目的とした処置です。「無菌」とは、すべての微生物が存在しないことです。すなわち、「滅菌」は無菌性を達成するためのプロセスといえます。

　「滅菌」する方法には、加熱法（高圧蒸気法、乾熱法）、照射法（放射線法）、ガス法（酸化エチレンガス法、過酸化水素ガスプラズマ法）などがあります。また、火炎法（加熱法の一種）やろ過法なども滅菌法に分類されています。実際には、これらの滅菌法のなかから、被滅菌物の材質や性状、さらに病原体の量などを考慮して、最も適切な方法を選択します。

　「消毒」は滅菌と洗浄の中間に位置しています。「消毒」は「滅菌」に比較して殺菌効果が弱く、消毒薬が用いられます。消毒はほとんどの病原体を除去することができますが、滅菌と異なり芽胞を殺滅することはできません。したがって、「滅菌」で得られる安全性レベルは、消毒では得られないのです。「消毒」

は高水準、中水準、低水準の３段階に分けられます。

　「高水準消毒」は熱に弱いセミクリティカル器具（内視鏡など）に用いられる消毒法です。高水準消毒はすべての栄養型細菌、抗酸菌、ウイルス、真菌を殺滅することができます。この場合、強力な殺芽胞性化学薬品（グルタールアルデヒド、過酢酸、過酸化水素）にて行われますが、これらの消毒薬を環境表面に使用することはできません。

　「中水準消毒」はウシ型結核菌を不活化できる消毒法です。ウシ型結核菌は一般的な栄養型細菌、真菌、ウイルスよりも消毒薬にかなり耐性です。中水準消毒として用いられる消毒薬には、塩素含有化合物（次亜塩素酸ナトリウムなど）、アルコール、フェノール系やヨードホールの一部が含まれます。

　「低水準消毒薬」は栄養型細菌、真菌、ウイルスの一部を不活化する消毒法です。低水準消毒薬には、第四級アンモニウム化合物、フェノール系やヨードホールの一部が含まれます。

　「洗浄」は洗浄剤や界面活性剤にて汚れを洗い落とし、水にてすすぐといった物理的な方法によって、表面から微生物を除去する方法です。「洗浄」はすべての滅菌や消毒のために必要な最初のステップです。器具に有機物や塩分などの微生物の不活化を防げるものが残存していると滅菌や消毒はできません。器具の表面が徹底的に洗浄されなければ、滅菌や消毒は不十分になります。

ポイント

　「滅菌」は病原体を完全に除去・破壊することを目的とした処置である。「消毒」は滅菌と洗浄の中間に位置している。「洗浄」は器具の表面から汚れや微生物を物理的に除去する方法である。

ポイント

　滅菌や消毒の前には十分な洗浄が不可欠である。

　感染経路別予防策で管理されている患者に使用したノンクリティカル器具（聴診器、血圧計のカフ、電子体温計など）は、その患者専用に使用します。専用にできなければ、使用後は消毒します。在宅ケアでは、医療器具を家から持ち出す前に、目に見える血液や体液を除去し、消毒します。

ポイント

　感染経路別予防策の患者に使用したノンクリティカル器具は、その患者専用にするか、使用後に消毒してから他の患者に使用する。

　このように、患者に使用した医療器具の「滅菌」「消毒」「洗浄」は適切に実施しなければならないのですが、その処理をするスタッフは、血液や体液に接触した医療器具、または目に見えて汚れた医療器具を取り扱うのですから、患者の血液や体液に曝露する可能性があります。そのため、適切な個人防護具を着用して処理をすることが大切です。

ポイント

　医療器具の「滅菌」「消毒」「洗浄」を実施するスタッフは、適切な個人防護具を着用して処理をする。

　それでは、患者に用いた食器類はどのように対応すればよいのでしょうか？呼吸器ウイルス、単純ヘルペスウイルス（HSV：Herpes Simplex Virus）、A型肝炎ウイルス、ノロウイルスなどは食器の共有によって伝播する可能性があります。

　実は、食器洗い機に用いられる熱湯と洗剤の組み合わせで、食器類（皿、グラス、コップなど）の除染は十分可能なのです。食器類には特別な処理の必要はありません。感染経路別予防策で管理されている患者が使用した食器類でも、同様の扱いでよいのです。もし、食器を洗浄するための適切な手段がなければ、使い捨て製品を使用しても構いません。

　食器は、食器洗い機に用いられる熱湯と洗剤の組み合わせによって、十分に除染できる。感染経路別予防策の患者が使用した食器であっても同様であり、特殊な処理は必要ない。

Reference

1）CDC：Guideline for isolation precautions：Preventing transmission of infectious agents in healthcare settings, 2007
　https://www.cdc.gov/infectioncontrol/pdf/guidelines/isolation-guidelines-H.pdf
2）CDC：Rapidly growing mycobacterial infection following liposuction and liposculpture -- Caracas, Venezuela, 1996-1998
　https://www.cdc.gov/mmwr/preview/mmwrhtml/00055984.htm

3日目　**標準予防策 その3**

⑥ 環境整備

　テレビを観ていると"ゴミ屋敷"について放映されることがあります。余りにもゴミが多く、臭いも強いことから、周辺住民のクレームがあり、行政が動き出すこともあります。最近はネット上で「ゴミ屋敷の業者比較ランキング」「ゴミ屋敷清掃」というのも出ています。

　ゴミ屋敷では部屋にゴミがいっぱいあり、「どこで寝るのだろうか？」「どこで食事をするのだろうか？」と考えてしまいます。通常の家屋がゴミ屋敷となるには何年もの時間が必要です。ゴミ屋敷になってしまうまでの居住者の思考過程には「自分の物を、自分が取りやすい所に置いているだけ」「いつか使うかもしれないから、捨てられない」「まだ、使えるのに捨てるのはおかしい」という考えがあるようです。そのため、片付けようとする意識が芽生えないようです。もちろん、強迫性障害（自分の意思に反して、不合理な考えやイメージが頭に繰り返し浮かんできて、それを振り払おうと同じ行動を繰り返してしまう精神疾患）が原因のこともあるようです。しかし、余りにも不潔な環境では病原体も濃密に生存していることから、居住者および周辺住民の健康にも影響を与えます。

　医療施設がゴミ屋敷になることはありませんが、多剤耐性菌やノロウイルスなどがしっかりと付着している"バイキン屋敷"にはなり得ます。見かけは清

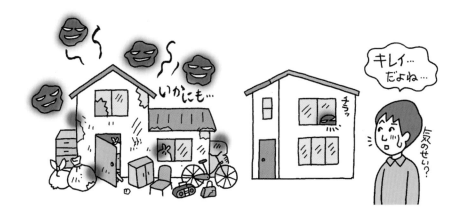

潔かもしれませんが、うっかりとすると、ドアノブにMRSAやVREが付着しているかもしれません。また、手洗いシンクにはMDRPが生息しているかもしれません。"ゴミ屋敷"は外見から判断できますが、"バイキン屋敷"は外見から判断できないという問題があります。

　一般の人の清掃は外見が大切です。例えば、床に小さなゴミが落ちているとか、棚の上に埃が溜まっているなどです。お客さんが来たときに、ゴミや埃が目立つことは避けたいのです。病院での清掃でも、ゴミや埃は除去しますが、それに加えて、環境表面が病原体の伝播経路にならないように清掃するのです。

　CDCは環境表面を感染対策の視点から「手指の高頻度接触表面」と「手指の低頻度接触表面」に分類しました[1]。前者はドアノブや電灯のスイッチのように、ヒトの手指が頻繁に触れる所です。外見上は汚れていないように見えても、ヒトの手指が頻繁に触れるので、何らかの病原体が付着している可能性が高いのです。後者は天井や床など、手指がほとんど触れない環境表面のことです。そのため、ヒトの手指に付着している病原体による汚染は少なくなります。

ポイント

　CDCは環境表面を「手指の高頻度接触表面」と「手指の低頻度接触表面」に分類した。

　例えば、MRSA感染症の患者をケアした医療従事者が手指消毒をせずにド
アノブを握れば、MRSAがドアノブに付着します。MRSAは環境表面に長期
間生存できるので、ドアノブにはしばらくの間、MRSAが付着しています。そ
して、患者がドアノブを握れば、手指にMRSAが付着し、そのまま自分の眼や
鼻の粘膜に触れれば感染してしまうのです。このような感染経路はMDRAや
VREでも十分にあり得るのです。

　感染対策として環境表面を適切に処置するには、「手指の高頻度接触表面」
を重点的に清掃することが大切です。通常、環境表面はノンクリティカルに分
類されるので、家庭用洗浄剤などで拭き取ることで対応できます。しかし、多
剤耐性菌（MDRP、MDRA、CREなど）、CD、ノロウイルス、血液が付着して
いる可能性があるときには次亜塩素酸ナトリウム溶液を用いて消毒します。多
剤耐性結核菌（MDR-TB：Mult-Drug Resistant *Mycobacterium tuberculosis*）
や超多剤耐性結核菌（XDR-TB：Extensively Drug Resistant *Mycobacterium
tuberculosis*）については環境表面が感染経路になることはないので、洗浄剤
での対応で構いません。

　「手指の低頻度接触表面」については、水平表面（ハードフロアの表面など）
には定期的な掃除、汚染や漏れが見られたときの掃除、患者退院時の掃除を行
います。垂直表面（壁など）は目に見えて汚れた場合に清掃する程度で十分で
す。

ポイント
　環境整備では「手指の高頻度接触表面」を重点的に清掃する。

ポイント
　環境表面は日常的には家庭用洗浄剤で拭き取りをするが、多剤耐性菌、CD、
ノロウイルス、血液が付着している可能性があれば、次亜塩素酸ナトリウム溶
液を用いて消毒する。

ベッドの上やベッド柵のような「患者の周囲環境」には、患者自身の体物質や常在菌が零れ落ちています。MRSA感染症の患者や保菌者であれば、MRSAが付着しています。角化型疥癬に罹患している患者であれば、疥癬虫が付着していると考えてよいでしょう。採血時に血液が零れれば、血液媒介病原体が付着する可能性があります。すなわち、感染対策においては患者の周囲環境は患者の身体の一部として考えるべきであり、それ以外の環境表面よりも念入りに清掃することが大切です。

ポイント

　ベッドなどの患者の周囲環境は、患者の身体の一部として取り扱い、他の環境表面よりも念入りに清掃する。

　カーテンもまた、患者の周囲環境の一部です。カーテンは患者が触れることから、乾燥に強いMRSAのような病原体が付着している可能性があります。患者が咳をすることによって気道分泌物が周囲に飛散しないようにカーテンが用いられることがありますが、この場合にカーテンは気道分泌物に含まれる病原体（MDRAなど）によって汚染されている可能性があります。それにもかかわらず、カーテンは机の上や床頭台の表面のように、家庭用洗浄剤を用いて拭き取ることができません。頻繁に洗濯することもできません。したがって、カーテンに触れた後の手指衛生の徹底が必要となります。目に見えて汚れたカーテンは迅速に交換します。患者が退院したときにも交換します。

ポイント

　カーテンに触れた後は手指衛生を実施する。目に見えて汚れたカーテンは迅速に交換する。患者が退院したときにも交換する。

　トイレもまた、重点的に清掃すべき環境です。糞便にはCREやESBL産生菌などの多剤耐性菌が含まれているかもしれません。便座には多数の人が腰かけています。下痢の人も利用しています。便器内に排便するときの跳ね返りが付着することがあります。最近の温水洗浄便座の普及により、肛門周囲に付着し

た便を流し落とすときのシャワー飛沫が便座に付着していることもあります。そのため、便座の表面には様々な病原体が付着していると考えるべきです。したがって、便器の便座の表面はこまめに家庭用洗浄剤を用いて拭き取るようにします。CREやESBL産生菌などの耐性菌に感染している患者が利用した場合には、次亜塩素酸ナトリウム溶液を用いて消毒します。

ポイント

　トイレの便座は家庭用洗浄剤を用いて清掃するが、多剤耐性菌の患者が利用した場合には、次亜塩素酸ナトリウム溶液を用いて消毒する。

　病院では、トイレの内部に手すりが設置されています。これは高齢者や体力が低下している人のように、トイレ内で立ったり座ったりできない人には手すりが必要だからです。手すりは必須のアイテムとなっていますが、同時に排便後の人が掴む所でもあります。そのため、手指が糞便で汚染された場合には手すりも同様に汚染されてしまうのです。したがって、トイレ内の手すりにもヒトの便に含まれている病原体が付着していると考えるべきです。トイレ内の手すりは家庭用洗浄剤を用いて拭き取りをしますが、多剤耐性菌の患者が利用した場合には次亜塩素酸ナトリウム溶液を用いて消毒します。

ポイント

　トイレの手すりは家庭用洗浄剤を用いて清掃する。多剤耐性菌の患者が利用した場合には、次亜塩素酸ナトリウム溶液を用いて消毒する。

　多剤耐性菌を保菌もしくは発症している患者も、浴室にて体を清潔にする必要があります。そのため、浴室の清掃は重要です。基本的にはシャワーを用いるようにしますが、状況によっては浴槽が必要になることがあります。この場合、患者の入浴によって、浴槽の湯には患者の皮膚落屑が浮遊します。すなわち、患者の皮膚に付着している微生物によって、湯は汚染されていると考えるべきです。そのため、浴槽の湯は患者ごとに交換しなければなりません。同じ湯を用いて複数の患者が入浴することは適切ではありません。その日の最後の

患者が利用した後には浴槽の内部を拭き取り、十分に乾燥させます。

　浴室では同じ湯を用いて複数の患者が入浴してはいけない。基本的にはシャワーを使用する。

❼　リネン類の取り扱い

　映画を観ていたら面白い場面がありました。若い男性が風呂上りに下着を着るときに、使用後の衣類が入れてある容器からパンツなどの下着を持ち上げて、臭いを嗅いでいるのです。臭いが強ければ不合格の様子で、別の下着を持ち上げて臭いを嗅いでいるのです。そして、臭いが薄ければ、そのパンツを履くのです。このようなことは映画の世界だけでなく、現実の世界でも行われているようです。パンツは裏表を逆にすればよいので、2日間は清潔に使用できると豪語している人もいるようです。ベッドのシーツも全く洗わない人がいます。何ヶ月も洗わないと頭の部分が黒くなってくるので、そこで洗濯するのかというとそうではなく、シーツを上下逆にして使用するという輩もいます。

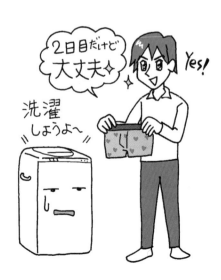

　現在のように洗濯機も乾燥機もある時代に、「どうして、ここまで洗濯をしないのだろか？」と不思議になります。洗濯機は1950年代後半に三種の神器（白黒テレビ・洗濯機・冷蔵庫）の1つとして、大衆が利用できるようになったのですが、それ以前は洗濯板が使用されていました。水や湯を入れたタライのなかに洗濯物を入れて、それをギザギザのある洗濯板でゴシゴシと洗っていたのです。私が小学生の頃は、洗濯機の脱水は現在のような遠心力を利用したものではなく、ローラー式の脱水機が利用されていました。ローラー部分に洗濯物を挟んで、ローラーを回して、水分を絞り出していくのです。

　このような手間のかかる洗濯ならば、洗濯をするのが嫌になるのは理解できますが、洗濯機に洗濯物と洗剤を入れて、ボタンを押せば洗濯と脱水が行われ、その後は洗濯物を乾燥機に入れれば、やはりボタン1つで乾燥してくれます。確かに、その後の洗濯たたみが面倒なことは理解できますが、洗濯と乾燥については手間がかからないはずです。

　それでは話を本筋に戻しましょう。

　病棟ではシーツ、タオル、病衣などの汚れたリネン類が毎日のように発生します。汚れたリネン類はできるだけ静かに取り扱い、埃を立てないようにします。空気中に病原体がまき散らされて、リネン類を取り扱っている人や周囲の人が曝露するのを避けなければならないからです。リネン用シューターを用いるならば、それが汚染した洗濯物からのエアロゾルが拡散しないようにデザインされたものであり、適切に維持されていることを確認します。また、病室や病棟でリネン類を分別しないようにします。環境表面や空気を汚染させないためです。すべての汚染したリネン類は洗濯バッグに入れて搬送しますが、血液や体液で汚染している場合は、バッグから血液などが漏れないようにします。

ポイント

　汚れたリネン類はできるだけ静かに取り扱い、埃が立たないようにする。

> **ポイント**
>
> 病室や病棟でリネン類を分別しない。

　汚れたリネン類は病原体に汚染されています。しかし、それらが安全な方法で取り扱われ、搬送されれば、病原体が伝播する危険性は無視できるほどです。汚れたリネン類を取り扱うための原則は「物品を振ったり、感染性微生物をエアロゾル化する可能性のある方法でそれらを取り扱わない」「汚れたリネン類が身体や衣類に接触しないようにする」「汚れたリネン類や洗濯物は洗濯バッグまたは指定された容器に入れる」です。

> **ポイント**
>
> 汚れたリネン類は適切に取り扱い、病原体を拡散しないようにする。

　汚れたリネン類であっても、通常の洗濯をすれば、感染源になる危険性はなくなります。洗濯は洗濯サイクル、洗濯方法、塩素系漂白剤の量が適切であれば、低温洗濯（20〜50℃）でも十分に病原体を減らすことができます。低温洗濯は高温に比べて、漂白剤に強く依存します。また、洗濯の温度に関係なく、乾燥時やアイロン掛けのときの高温処置も殺菌作用が期待できます。

> **ポイント**
>
> 患者が使用した汚れたリネン類には非常に多くの病原体が見られるが、通常の洗濯によって、感染源になる危険性はなくなる。

❽ 安全な注射手技

　30年以上前のことです。研修医の頃、救急外来でオーベン（指導医）の先生が患者の皮膚縫合をしようとしていたときの話です。オーベンの先生は皮膚を消毒し、ドレープを掛けて、滅菌の手袋をしていました。そして、注射器にキシロカインを入れて、先端に注射針を装着しました。そこまではよかったのですが、その後です。オーベンの先生は注射針の外套を外すために、外套部分を自分の

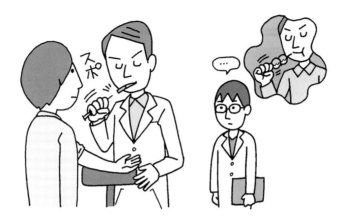

歯で挟んで固定し、そして、注射器を引き離すことによって、外套を取り外したのです。その先生はいつもそのような行為をしているようでした。実際には注射針に唾液が付着することはないのですが、それでも違和感を強く感じたものです。研修医の立場からオーベンの先生に注意することなどできないので、そのままとなってしまいました。その先生は今も、同様の手技をしているのでしょうか？　みたらし団子を串から外しながら食べるときに思い出してしまいます。

　患者の血管内や筋肉内などに薬剤を注入する注射手技は、安全なものでなくてはなりません。血液媒介病原体が薬剤とともに患者の体内に入り込むと、感染する可能性が高いからです。実際、安全な注射手技が実施されなかったことによって、血液媒介病原体によるアウトブレイクが発生しています。

　米国の外来医療施設において、B型肝炎ウイルス（HBV：Hepatitis B Virus）およびC型肝炎ウイルス（HCV：Hepatitis C Virus）の４件のアウトブレイクが発生したため、調査が行われました[2]。これらのアウトブレイクは、開業医、ペインクリニック、内視鏡外来、血液／腫瘍外来で発生しました。アウトブレイクを引き起こした医療行為は、「数回量バイアルや溶液容器（生理食塩液バッグなど）に使用済み針を再挿入した」「複数の患者に静注用薬剤を投与するときに同じ注射針や注射器を使用した」というものでした。

このような感染を防ぐために、各々の注射には「滅菌の単回使用の使い捨て注射針および注射器を用いる」「注射器材および薬剤の汚染を防ぐ」が大切です。また、単回量バイアルの使用が複数回量バイアルよりも好まれます。特に、薬剤が複数の患者に投与されるときには必要です。

ポイント

　「安全な注射手技」のためには、滅菌の単回使用の使い捨て注射針および注射器を用いる。

ポイント

　注射器材および薬剤の汚染を防ぐ。

　「安全な注射手技」を逸脱した医療行為によるアウトブレイクは、医療従事者の一部が感染対策および無菌テクニックの基本原則を知らない、理解していない、遵守しないことによって引き起こされています。「同じ注射針を複数の患者に使用してはいけない」ということは容易に理解されますが、「針は交換するが注射器は交換しない」という医療行為がされてしまうことがあります。これは「血液が注射器まで逆流しないので、針さえ交換すれば安全であろう」という誤った認識があるからです。ごく微量であっても、血液が逆流する可能性のある注射器が共有されることはあってはならないことです。そのため、注射針と注射器は、使用後は同時に廃棄されなければなりません。

ポイント

　注射器と注射針を使用したら、両者とも廃棄する。注射針のみを交換して、注射器を継続使用してはならない。

　このように医療従事者が「安全な注射手技」の基本原則を知らなかったり、理解していないことが原因でアウトブレイクが発生していますが、意図的に遵守しなかったという事例もあります。

　米国の病院の救急外来で、12人の患者にHCV感染が発生しました[3]。外来
患者で12人もHCV感染が発生するということは、尋常なことではありません。
詳しく調査すると、麻薬中毒の看護師が、治療として処方された麻薬を最初に
患者に点滴し、全量が点滴し終わる前に、自分に投与していたのです。逆に、
患者に点滴する前に自分に投与し、残りの薬剤を患者に点滴したこともあるよ
うです。その間、注射針の交換がされていなかったため、HCVのアウトブレ
イクが発生したのです。HCV感染の患者から麻薬中毒の看護師にHCVが感染
し、HCV感染した看護師が12人の患者にウイルスを感染させたという、「安全
な注射手技」を全く無視した医療行為によるものでした。

❾ 腰椎穿刺時のサージカルマスクの着用

　映画やテレビのドラマを観ていると、2人の俳優が演技で会話している場面
がありました。そのとき、同じ画面で2人を同時に描写しなければならないた
めか、2人の顔と顔の距離がかなり近付いていました。日常生活では、あの距
離で会話をすることはないと思います。そのためか、ネット上で芸能人が「あ
の〇〇さんは、唾（つば）を飛ばし過ぎ！」というコメントを出していました
が、当然のことでしょう。あのような非日常的な距離では、唾を飛ばす人とは
演技したくないと思います。

　世の中には唾を飛ばしながら会話をする人がいます。昔、有名な男優が唾
を飛ばすということで、週刊誌に面白く記事が書かれていました。ここで、そ
の男優の氏名を公表するのは憚りますが、映画やテレビを観ていると、確かに
口からしぶきが飛んでいました。口に唾液を貯め込みながら言葉を発するので
しぶきが飛んでいるようです。

　このように、唾が飛ぶことを気にしなければならないことは医療行為にもあ
ります。もちろん、飛沫予防策や咳エチケットでも唾の飛散は気になるところ
ですが、腰椎穿刺をしている医師からの唾には特別な警戒が必要です。髄膜炎
を引き起こす可能性があるからです。

2004年、CDCは8件のミエログラフィー後の髄膜炎を調査しました。全症例の血液や髄液から、口腔咽頭の細菌叢に見られる連鎖球菌が検出されたのです。腰椎穿刺の記録によると、皮膚消毒薬および滅菌手袋は確実に用いられていました。また、これらの処置で用いられた器具や器材（造影剤など）が汚染源になる可能性もありませんでした。しかし、医師のだれもが、マスクを着用していなかったのです。そのため、口腔咽頭の細菌叢の飛沫がこれらの感染を引き起こしている可能性が高いと判断されました。

　このような事例は他にもあります。5人の女性（ニューヨーク州3人、オハイオ州2人）が分娩時の脊椎麻酔後24時間以内に髄膜炎を発症し、1人が死亡したという事例がありました[4]。そして、これら5人のなかの4人においてストレプトコッカス・サリバリウス（*Streptococcus salivarius*）が原因菌であることが確認されました。この細菌は「唾液連鎖球菌」とも呼ばれ、ヒトの口腔、咽喉、および鼻咽腔中に見い出される細菌です。これらの事例も、麻酔時に医師がマスクを着用していないことが原因として推定されました。

　ストレプトコッカス・サリバリウスは脊椎麻酔後の髄膜炎において最も頻繁に同定されており、原因菌の50〜60%を占めています。そして、最も可能性の高い伝播経路として飛沫伝播が示唆されています。

ポイント

　脊椎麻酔後の髄膜炎ではストレプトコッカス・サリバリウスが原因菌であることが多い。

　CDCは、髄腔内または硬膜外に、カテーテルを挿入する、あるいは薬剤を注入する医療従事者が、会話をするときに唾液を飛散させて、腰椎穿刺の器具を汚染し、それによって髄膜炎が引き起こされたと推測しました。そのため、腰椎穿刺をするときにはサージカルマスクを着用するように推奨しています。これは、腰椎穿刺に用いる器具が術者の口腔内の連鎖球菌によって汚染されることを防ぐためです。

髄腔内または硬膜外に、カテーテルを挿入する、あるいは薬剤を注入する医療従事者は、サージカルマスクを着用する。

❿ 労働者の安全

　最近、自動ブレーキ搭載車が増えてきました。急な飛び出しや運転者の前方不注意などのときに、事故を回避するための自動ブレーキです。後側方車両検知警報というのもあります。車線変更をするとき、隣車線に車両がいる場合に、警報によって運転者に注意を促すシステムです。このように、自動車の運転での安全機器の発達には目を見張るものがあり、今後もどんどん進化をしてほしいと思います。将来、完全自動運転になれば、人的要因の事故（居眠り運転、アクセルとブレーキの踏み間違いなど）はなくなることでしょう。このような自動化の波は「針刺し」の防止の領域にも入り込んできています。それは静脈留置針のパッシブタイプの安全器材です。

　「針刺し」は血液・体液曝露のなかで医療従事者の生命と健康を最も脅かす出来事です。患者がHBV、HCV、HIVなどの血液媒介病原体に感染していれば、「針刺し」によって医療従事者がそれらに感染してしまうかもしれません。そのような「針刺し」を防止しようという努力が四半世紀前からされてきました。その努力の1つとして、静脈留置針や翼状針などで安全器材（鋭利器材損傷防止機能付き安全器材）が開発され、頻繁に用いられるようになりました。

　安全器材には使用者が意図的に作動させるアクティブタイプと、自動的に作動するパッシブタイプがあります。パッシブタイプは安全装置がオートマチックに作動するという優れものです。使用者が安全装置を作動させずに針刺しが発生してしまう、という状況を回避できるからです。このような器材がどんどん開発されて頻用されれば、針刺しはさらに減少することと思います。

安全器材にアクティブタイプとパッシブタイプがあるならば、後者を選択する。

　安全器材がすべての臨床現場をカバーしていることはありません。安全器材が利用できない状況があります。患者に筋肉注射や皮下注射した後などです。そのようなときは、注射器はそのまま廃棄ボックスに廃棄します。そのため、注射器などの鋭利物を患者に使用するときには、廃棄ボックスを身近に用意する必要があります。

　針刺しを防ぐためには、使用した注射器は使用後すぐに廃棄することが大切であり、リキャップをすることは適切ではありません。リキャップというのは注射針にカバーを付ける行為ですが、リキャップをするときにカバーを持っている手指に誤って針を刺す可能性があるからです。そのため、リキャップをしないようスタッフを教育することが大切です。しかし、臨床現場ではどうしてもリキャップをせざるを得ないことがあります。この場合には、キャップをテーブルの上などにおいて、針付き注射器でキャップをすくい上げるようにしてリキャップをします。両手でキャップと注射器を保持してリキャップをしてはいけません。

ポイント

使用した鋭利器材は廃棄ボックスに廃棄する。リキャップをしてはいけない。

ポイント

どうしてもリキャップをせざるを得ない状況では、キャップをテーブルの上などにおいて、針付き注射器でキャップをすくい上げるようにしてリキャップをする。

　パッシブタイプの安全器材を導入しても、それらの器材を使用したときに針刺しが発生することがあります。世の中、探求心が旺盛な人がいるもので、患

者に使用した後のパッシブタイプの安全器材を見て、どのようにしてオートマチックに作動するのか、どうすれば安全装置を外すことができるのかを試したスタッフが、せっかく安全装置が作動して安全な状況となっている針をあえてむき出しにして、その針で針刺しをしたという事例がありました。

　廃棄ボックスについても、「内容物が7割程度になれば廃棄しましょう」ということになっているのに、「まだ、容器に余裕がある」と言って、長い攝子で内容物をつついているときに、外に向かって突き出ている注射針で針刺ししたという事例があります。安全器材や廃棄ボックスを適切に使用すれば発生しなかった針刺しを、あえて自分で作り上げてしまうスタッフもいるので、適正使用の啓発は是非とも必要と思います。

> **ポイント**
>
> 　安全器材や廃棄ボックスは導入するだけでは不十分であり、適切な使用についての啓発も行う。

　血管内留置針の安全器材が導入されていない病院が安全器材を導入しようとするとき、もしくは、すでに安全器材が導入されている病院でアクティブタイプからパッシブタイプに器材を変更しようとするとき、数多くの抵抗に会うと思います。その理由の多くは「針の切れが悪い」というものです。これまで使用してきた器材にあまりにも慣れてしまっているので、新しい器材への切り替えに対する抵抗が強いのです。製造元は常に器材を進化させようと努力しています。わざわざ「切れの悪い」器材を販売することはありません。安全に使用でき、使用しやすい器材のはずなので、単に使い慣れていないだけなのです。十分に説明して、理解してもらう努力が必要です。

> **ポイント**
>
> 　安全器材の導入や新規器材への切り替えでは抵抗する医療従事者がいる。十分に説明して、理解してもらう。

満員の地下鉄やバスに乗っていたところ、すぐ隣の人がクシャミをして、その鼻と口から飛び出した飛沫が自分の眼や口に飛び込んできたらどう思いますか？　すくなくとも、「美味しかった」と思う人はいないと思います。このような場合、「他人の唾液が眼や口に入ってしまった！　汚い！」と感覚的に不快になる人もいれば、「あの人が風邪やインフルエンザに感染していたら、自分も感染してしまうかもしれない！」と科学的に分析する人もいることでしょう。「この時期だったら、インフルエンザや風邪は流行していない。あのクシャミはきっと、アレルギーに違いないので、感染する心配はない！」と楽観的な人もいるかもしれません。

　このように、他人の口や鼻からの飛沫が自分の眼や口の粘膜に付着する場合には、インフルエンザやライノウイルスなどの呼吸器感染する病原体の伝播が心配になります。また、血液や体液のしぶきに曝露すれば、血液媒介病原体が眼、鼻、口の粘膜に付着する可能性があります。そのような粘膜曝露を防ぐことも大切です。

　気管支鏡、気管内挿管、気道の開放吸引のような医療行為では飛沫が産生されます。飛沫に血液が含まれていれば、それを顔面に浴びた医療従事者は血液媒介病原体に曝露することになります。そのような状況を回避するために、ゴーグルやマスク、フェイスシールドが用いられます。交通外傷などの血液が体に大量に付着しているような患者をケアするときにはガウンも着用します。このように、個人防護具を着用することによって血液・体液曝露を防ぐことができます。

ポイント

血液や体液の飛沫に曝露しないように個人防護具を着用する。

　個人防護具は、適切に着用すればケアが終了するまで、その個人防護具を着用したままで、医療行為を続けることができます。しかし、適切に着用しなかった場合には、ケアの途中で個人防護具の調整が必要となることがあります。例

えば、患者をケアしているときに、マスクから鼻が出ていることに気付いたため、マスクの位置を調整するといった場合です。このときには汚染した手指でマスクに触れるということになりますので、曝露の機会が増えてしまいます。

> **ポイント**
> 個人防護具は適切に着用しないと、ケアの途中で位置の調整などが必要となり、血液・体液曝露の機会が発生することがある。

　採血では手袋のみを着用することが多いのですが、血液が付着している可能性のある手袋を着用した手で、眼、鼻、口、顔面に触らないようにすることも大切です。ときどき、手袋をしたままコンピューターのキーボードを叩いたり、廊下を歩いていたりする医療従事者がいます。彼らは自分の手指を病原体の曝露から守ることは考えていますが、その手袋に付着した血液がキーボードやドアノブなどに付着して、他人が病原体に曝露することは気にしていないようです。手袋したまま、自分の口や鼻に触れないということに加えて、手袋を着用したまま環境表面に触れたり、病室外に出ないことも大切です。

> **ポイント**
> 患者に使用した手袋を着用したまま病室外に出ない。コンピューターのキーボードを叩かない。

Reference

1）CDC：Guidelines for environmental infection control in health-care facilities, 2013
　https://www.cdc.gov/infectioncontrol/pdf/guidelines/environmental-guidelines.pdf
2）CDC：Transmission of hepatitis B and C viruses in outpatient settings -- New York, Oklahoma, and Nebraska, 2000 -2002
　https://www.cdc.gov/mmwr/preview/mmwrhtml/mm5238a1.htm
3）Njuguna HN, et al：Hepatitis C virus potentially transmitted by opioid drug diversion from a nurse - Washington, August 2017-March 2018
　https://www.cdc.gov/mmwr/volumes/68/wr/mm6816a3.htm
4）CDC：Bacterial meningitis after intrapartum spinal anesthesia ---New York and Ohio, 2008-2009
　https://www.cdc.gov/mmwr/pdf/wk/mm5903.pdf

4日目 感染経路別予防策

 感染経路別予防策とは

　中学生や高校生の頃、期末試験がありました。試験の前になると学生は一夜漬けの勉強体制に突入します。一夜漬けでは記憶する時間が数時間しかないので、覚えることができる量は限られていました。そのため、"山かけ"をするのです。これは試験に出そうな所を集中的に記憶するというものです。"山かけ"が当たれば、大儲けです。少ない勉強時間で最大の効果を上げることができるからです。

　日常の勉強では"山かけ"をすることはありません。学校や塾で習った内容を覚えていきます。しかし、内容をすべて覚えることは困難です。そんなことをしようとすれば、青春時代の大切な時間を消耗してしまいます。青春時代というのは、友達と映画に行ったり、喫茶店でダベったりすることができる時間です。一瞬しかありません。そのような貴重な時間を大切にするためには"山かけ"はとても重要な対策なのです。

　"山かけ"は感染経路別予防策に似ているところがあります。"山かけ"は最も試験に出やすい所を重点的に覚えることでした。感染経路別予防策は病原体が最も伝播しやすい感染経路を重点的に遮断することです。日常的には"山かけ"はしません。同様に、日常的に感染経路別予防策をすることはないのです。通常は標準予防策を実施し、標準予防策だけでは感染経路を断ち切ることがで

75

きないと判断した場合に、感染経路別予防策を加えるのです。これは通常の勉強だけでは、卒業単位となる点数を獲得できないと判断した場合に"山かけ"を加えるのに似ています。

通常は標準予防策を実施する。標準予防策だけでは感染経路を断ち切ることができないと判断した場合に、感染経路別予防策を加える。

複数の感染経路のある疾患（COVID-19など）では、複数の感染経路別予防策を用います。単独で用いても組み合わせて用いても、それらは常に標準予防策に加えて用いられます。

ポイント

感染経路別予防策は必要に応じて、組み合わせて用いる。

感染経路別予防策には「接触予防策」「飛沫予防策」「空気予防策」があります。感染経路別予防策で共通することは、個室隔離が必要である、ということです。個室が足りなければコホーティングします。また、個人防護具は病室に入室するときに着用します。

ポイント

感染経路別予防策では、個人防護具は病室に入室するときに着用する。

感染経路別予防策にて管理される患者は病室外に出ることが制限されるので、不安や精神的動揺を頻繁に経験します。「どうして自分だけが、このように隔離されるのだろう」「この感染症は本当に治るのだろうか？」と不安になってしまうのです。

感染経路別予防策は医療従事者にも影響を与えています。入室するたびに個人防護具を着用しなければならないので、それが煩わしく、病室に入室する回

数が減ってしまうのです。また、自分も病原体に感染してしまうかもしれない
という不安を感じることもあります。そのため、感染経路別予防策を実施する
場合は、患者や医療従事者の不安を軽減する努力が必要です。

ポイント

感染経路別予防策を実施するためには、患者および医療従事者の心理面のケ
アも必要である。

感染経路別予防策は、標準予防策のみでは対応できない感染症の患者に実施
しますが、そのような感染症が疑われた場合にも実施します。例えば、湿性咳
嗽のある患者の胸部CTを撮影したときに空洞を確認し、臨床的にも結核を疑
う場合には、結核菌を確認しなくても空気予防策を実施します。培養結果もし
くはポリメラーゼ連鎖反応（PCR：Polymerase Chain Reaction）の結果を待っ
てから空気予防策を開始すれば、医療従事者や同室患者が結核菌に曝露してし
まうからです。多くの感染症の診断には検査による確認が必要であり、培養が
必要となる場合には結果を得るまでに2日以上を要します。したがって、感染
経路別予防策は、検査結果を待っている間も実施します。

ポイント

感染経路別予防策は感染症が確定しなくても、疑われた時点で開始する。

感染経路別予防策は病原体が伝播する危険性がある限り継続します。免疫抑
制の患者では、病原体の排出期間が長期化（数週間～数ヶ月間）することがあ
るので、感染経路別予防策の期間を数週間延長しなくてはならないことがあり
ます。また、小児では成人よりも病原体を長期に排出することがあるので、や
はり、隔離期間の延長が必要なことがあります。

ポイント

感染経路別予防策は患者に感染性がある限り、継続する。

● 接触予防策

　日本では仕事や友人に会ったりしたときに、握手をする習慣はありません。しかし、海外に出かけると握手をする機会を多く経験します。海外から友人が来たときも「久しぶり」といって握手することになります。このとき、日本人は日常的に握手をしていないので、そのまま手を相手に出してしまうことが多いと思います。しかし、私は握手をするときには「相手の手を握りつぶす」ぐらい強く握手をすることにしています。「若さのアピール」「力強さのアピール」「やる気のアピール」のつもりです。ただ、夏の暑い時期の握手は避けたくなります。相手の手の汗をジワッと感じるし、自分の汗を相手に感じさせてしまうからです。選挙のときに、候補者が白い手袋をする理由も頷けます。

　握手をするときに、脳裏に走るのは「相手の手指に付着している微生物が自分の手指に移動してくる！」という心配事です。同時に、「この人は今日、トイレにいった後に手を洗っているのだろうか？」「ティッシュで鼻をかんだ後に、手を洗ったろうか？」という思いが込み上げてきます。病原体は接触によって伝播することが多いので、このような心配事は当然のことだと思います。とにかく、相手に直接接触するときには相応の心配をしなければなりません。

ポイント
接触感染には「直接接触感染」と「間接接触感染」がある。

■ 接触感染

　直接接触感染は感染者から他の人に、汚染物や汚染した人を介さず、病原体が直接伝播するときに発生します。次のような状況が直接接触感染です。

Case 1
　医療従事者が、手袋を着用せずに患者の口腔ケアを行い、そのときにHSVに接触し、その後、指にヘルペスひょう疽を発症した。もしくは、手指に

ヘルペスひょう疽を持っている医療従事者が、手袋を着用せずに患者をケアしたため、患者にHSVが伝播した。

Case 2
　手袋を着用していない医療従事者が、疥癬患者の皮膚病変に直接接触したところ、疥癬虫が医療従事者の皮膚に感染した。

Case 3
　医療従事者が、手袋を着用せずに患者の採血を行い、そのときに採血部位から血液が漏れ出てきた。そのため、医療従事者が手で圧迫したところ、手指に血液が付着し、手指の小さな擦り傷からHBVが医療従事者の体内に入って感染した。

一方、間接接触感染は感染者から他の人に、汚染物や汚染した人を介して、病原体が間接的に伝播するものです。次のような状況が間接接触感染です。

Case 1
　RSウイルスの流行期に、小児科外来の待合室に置いてある玩具を幼児が口にくわえた。玩具にはRSウイルスが付着していたため、幼児が感染した。

Case 2
　ノロウイルス感染症の患者が排便後の手洗いを十分にせず、手指に糞便が付着したまま、トイレのドアノブを握った。そこにノロウイルスが付着したが、他の人がそれを知らずにドアノブに触れ、その手指にノロウイルスが付着した。そのまま手を洗わずに食事したところ、感染してしまった。

Case 3
　内視鏡洗浄消毒機が正常に作動しなかったため、気管支鏡の消毒が不十分となった。それらを複数の患者に使用したところ、緑膿菌感染症のアウトブレイクが発生した。

　直接接触感染は感染者から他の人に、汚染物や汚染した人を介さず、病原体が直接伝播することである。

　間接接触感染は感染者から他の人に、汚染物や汚染した人を介して、病原体が間接的に伝播することである。

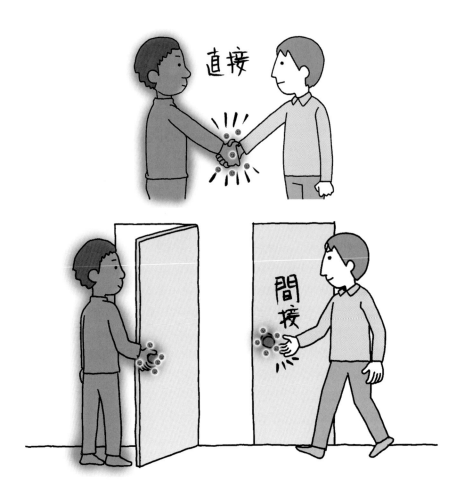

■ 接触予防策

接触予防策は、接触感染する感染症に罹患した患者に行う感染対策であり、「患者の身体や患者の周囲環境への接触によって病原体が拡散するのを防ぐ」ということが目的です[1]。患者の周囲環境（ベッドやベッド柵など）は外見上の汚染はなくても、患者が触れたり、患者の皮膚から落下することによって、病原体が付着します。また、創部からの過剰な排膿や、便失禁などによっても周囲環境は汚染されます。接触予防策は、医療従事者が患者に直接触れることによって汚染することを防ぐだけでなく、患者の周囲環境に触れることによる汚染も防ぐのです。

ポイント

接触予防策は、患者の身体や患者の周囲環境への接触によって病原体が拡散するのを防ぐことが目的である。

接触予防策では、医療従事者は病室に入室するときに、ガウンと手袋を着用し、病室から出る前に廃棄します。そして、患者は個室に入室させます。個室が足りなければコホーティングします。

患者はできるだけ病室外には出ないようにしますが、CT撮影などのためにやむを得ず病室から出なくてはならない場合は、感染部位や保菌部位を覆います。接触予防策の患者を移送する前には、汚染した個人防護具は取り外して廃棄し、手指衛生をします。移送先で患者を取り扱うときには新しい個人防護具を着用します。

ポイント

接触予防策では、ガウンと手袋は病室に入室するときに着用し、病室から出る前に廃棄する。

接触予防策が必要な患者は個室に入院させる。個室が利用できない場合には
コホーティングする。

接触予防策の患者の病室では、「手指の高頻度接触表面」（ドアノブなど）や
患者周囲の器具を重点的に清掃します。医療器具はできるだけ使い捨てのもの
を使用しますが、血圧計のカフのように使い捨てができないものは、その患者
専用とします。接触予防策下の患者に用いた器具を他の患者に使用せざるを得
ない場合は、他の患者に使用する前に洗浄および消毒します。

ポイント

接触予防策の患者の病室では、手指の高頻度接触表面や患者周囲の器具を重
点的に清掃する。

ポイント

医療器具はできるだけ使い捨てのものを使用する。使い捨てができない器具
は、その患者専用とする。

次のようなケースに接触予防策が必要かどうかを考えてください。ここでは
標準予防策が「徹底されている病院」と「徹底されていない病院」に分けて感
染対策を解説しましょう。若干、辛口になりますが、お許しください。

Question Case 1

40歳代の男性で、海外にて腸閉塞での入院歴のある患者である。今回、
オートバイを運転していたときに転倒して、骨折したため、整形外科に入
院した。過去に海外での入院歴があるということで、入院時に培養したと
ころ、便培養にてカルバペネマーゼ産生腸内細菌科細菌（CPE：Carbapen-
emase Producing *Enterobacteriaceae*）が検出された。その患者は海外出
張に出かけるような体力のある人であり、日常的にもバイクに乗っている。
入院後も自力でトイレに行くことができ、下痢もなく、オムツもしていな

い。手洗い教育をしたところ、一所懸命に手洗いをしている。

　このような患者に、「CPEを保菌している」という理由で個室に収容し、医療従事者が入室するときにはことごとくガウンと手袋を着用する接触予防策が必要なのか。家族や面会者も基本的には入室は断り、やむを得ないときにはガウンと手袋を着用して入室もらう。患者は「骨折で入院していて、他には何も問題ないのに、どうして隔離させなくてはならないんだ！」と思っている。

Ａnswer　感染対策〔標準予防策が徹底されている病院の場合〕

　この患者は下痢もなく、トイレの後の手洗いなども実施できるため、自分の身体や周囲環境を汚染することはありません。接触予防策の目的は「患者の身体や患者の周囲環境への接触によって病原体が拡散するのを防ぐ」ということです。患者の身体や周囲環境からの病原体の拡散がとてもありそうもないケースに対して、CPEを保菌しているからといって、一律に接触予防策を実施する必要はありません。この病院では標準予防策が徹底されていることから、CPEの最大の伝播経路である「医療従事者の手指」を介する伝播の危険性はほとんどありません。接触予防策の出番がないのです。接触予防策を実施することは患者の精神的な負担も発生するし、医療従事者の業務上の負担も増加します。個人防護具に消耗する費用の問題もあります。このケースには標準予防策のみで対応できると考えます。

Ａnswer　感染対策〔標準予防策が徹底されていない病院の場合〕

　この病院では手指衛生の手抜きをするスタッフが多いので、CPEが患者間に容易に伝播する可能性があります。「標準予防策で対応しよう！」と決めたとしても、それは実効性のない掛け声だけになることでしょう。そのため、このような病院では接触予防策が必要です。病室に入室するときにガウンと手袋を着用しなければならないので、手指衛生をしないスタッフであっても、手袋は着用します。このような状況は全く手指衛生を実施しないときと比較すると、病原体の伝播を減らすことができます。手袋を取り外した後の手指衛生も必要なのですが、日常的に手指衛生の手抜きをしているスタッフでは期待することはできません。しかし、少なくとも、激しく汚染した手指で複

数の患者を直接触れることはなくなります。すなわち、標準予防策が徹底されていない病院では、手指衛生をしないスタッフに手袋を着用させることを目的として接触予防策を実施するのです。このような接触予防策の使用は本来の「患者の身体や患者の周囲環境への接触によって病原体が拡散するのを防ぐ」という目的からは外れてしまいますが、やむを得ないと思います。標準予防策に比較して、手間も費用もかかりますが、患者を守るためにはやむを得ないことなのです。

Question Case 2

　東南アジアに旅行をしていた人が、持病である慢性閉塞性肺疾患の増悪によって、現地の集中治療室に入院した。集中的な治療の結果、小康状態となったため、日本の病院の集中治療室に搬送された。海外での入院歴があるということで、入院時に培養したところ、喀痰培養で多剤耐性アシネトバクター（MDRA：Multi-Drug Resistant *Asinetobacter*）が検出された。このような場合、喀痰が喀出され、周囲に飛散していることから、患者の周囲環境にはMDRAが付着している。また、患者はオムツが必要であることから、ベッド上にもMDRAを含んだ糞便が少量でも付着していると推測される。

Answer　感染対策〔標準予防策が徹底されている病院の場合〕

　このケースでは、標準予防策だけでは病原体の伝播を阻止することができません。喀痰が飛散していて、周囲環境がMDRAに汚染されているからです。そのため、「患者の身体や患者の周囲環境への接触によって病原体が拡散するのを防ぐ」ということを目的として接触予防策が必要です。

Answer　感染対策〔標準予防策が徹底されていない病院の場合〕

　この病院では標準予防策が不十分であることから、「手指衛生を徹底しましょう」と掛け声をかけても、手指衛生が急に改善することは期待できません。「患者の身体や患者の周囲環境への接触によって病原体が拡散するのを防ぐ」ということを目的として接触予防策を実施しますが、ここでは手指衛生を諦め、手袋の効果を期待したいと思います。

Question Case 3

　高齢者施設に入所していた高齢者が、誤嚥性肺炎にて搬送された。救急外来にて診察してみると、広範囲に落屑を伴う発疹が見られた。皮膚科に相談したところ、角化型疥癬であると診断された。角化型疥癬では、極めて大量の疥癬虫が患者や患者の衣類に付着しており、患者の周囲環境も疥癬虫で汚染されていることが推測される。この高齢者には認知症はなく、トイレも自力で行くことができる。

Answer　感染対策〔標準予防策が徹底されている病院の場合〕

　角化型疥癬なので、大量の疥癬虫が患者の身体や周囲環境に付着しています。そのため、「患者の身体や患者の周囲環境への接触によって病原体が拡散するのを防ぐ」ということを目的として接触予防策を実施します。

Answer　感染対策〔標準予防策が徹底されていない病院の場合〕

　「患者の身体や患者の周囲環境への接触によって病原体が拡散するのを防ぐ」ということを目的として接触予防策を実施します。このような状況では、手指衛生を実施しないスタッフであっても、自分に疥癬虫が感染することを恐れて、手指衛生を徹底するかもしれません。ただ、接触予防策が解除されたときには、手指衛生は再び期待できなくなります。

ポイント

標準予防策が徹底されているかどうかで、接触予防策の必要性が異なる。

　これらのケースから判るように、接触予防策が必要となる要因には2つあります。1つは「感染症側の要因」であり、もう1つは「宿主側の要因」です。

　「感染症側の要因」によって接触予防策が必要となったのは「ケース3」です。患者が自立していて、手指衛生もしっかりできるという状況であっても、角化型疥癬では余りにも多量の疥癬虫が見られるので、患者の身体や周囲環境は疥癬虫で汚染されています。患者ケアのときにはベッドに接触したり、患者を抱きかかえることがあります。角化型疥癬という感染症の特徴ゆえに接触予

防策が必要となります。

　「宿主側の要因」によって接触予防策が必要となったのは「ケース２」です。咳によってMDRAを含んだ喀痰が周囲に飛散しています。オムツも必要なことから、オムツ内の耐性菌が患者の身体や患者の周囲環境に付着している可能性があります。医療従事者が患者をケアするときには、抱きかかえたりすることがあります。そのとき、患者の手指が医療従事者の身体に触れることがあります。その結果、医療従事者の衣類が糞便などで汚染されるのです。このような患者では「宿主側の要因」のために接触予防策が必要となります。

　「感染症側の要因」および「宿主側の要因」を考慮すると、標準予防策を実施していれば、病原体の拡散はないのが「ケース１」です。「ケース１」はCPEを保菌していたとしても、患者の身体や患者の周囲環境がCPEに激しく汚染されることはないので、標準予防策にて対応できるのです。

　多剤耐性菌を保菌または発症している患者では、接触予防策が必ず必要ということはありません。失禁や失便している認知症の患者が多剤耐性菌を持っている場合には、接触予防策は必要かもしれません。しかし、認知症もなく、失便もなく、オムツも必要とせず、自力でトイレに行くことができ、手指衛生が十分にできる患者であれば、多剤耐性菌を持っていたとしても接触予防策は必要ないのです。医療従事者が標準予防策を理解して、必要なときにガウンと手袋を着用すればよいのです。ただし、新人看護師や研修医のように臨床経験が浅く、標準予防策の遵守が不確かな状況であれば、病室に入室するときにことごとくガウンと手袋を着用する接触予防策を実施したほうがよいかもしれません。

ポイント

　接触予防策が必要となる要因には「感染症側の要因」と「宿主側の要因」がある。

● 飛沫予防策

　小学生の頃、校庭で友達と色々な遊びをしていました。女子は"ゴム跳び"などをしていたのですが、男子では"クギ刺し"などの危険な遊びをしていた記憶があります。"ゴム跳び"は2人が長いゴムヒモを持ち、跳ぶ人が歌に合わせて、ゴムを足や体に引っ掛けたり捻ったりする遊びです。"クギ刺し"は五寸クギ（15cmほどの太い釘）を地面に勢いよく投げて刺し、他の釘を弾き飛ばす勝負です。この他に、"つば飛ばし"というものがありました。これは鬼ごっこのときに、鬼に捕まりそうになると、唾（つば）を飛ばして威嚇するものです。唾は「粘くて、臭い」というイメージから強力な武器として重宝されていました。そのため、鬼ごっこを始めたときから、口の中に唾を貯めはじめるのです。そうすれば、大量の唾を吐き出すことができるからです。このときの唾の飛散距離は1～2m程度だったと思います。CDCが飛沫予防策で感染者からの距離を2m確保することを推奨したときには、妙に納得したものです。きっと、彼らも子どものときに"つば飛ばし"をやっていたに違いありません。

■ 飛沫感染

　「飛沫」は伝統的に5μmを超えるサイズとして定義されており、水分を含んでいるため重く、空中に浮遊し続けません。「飛沫感染」では咳、クシャミ、会話、気管支鏡手技などによって産生された（病原体を含む）飛沫が短距離を飛んで、周囲の人の結膜、鼻粘膜、口腔粘膜に付着することによって感染します。百日咳、風疹、COVID-19、インフルエンザなどが飛沫感染する感染症です。

ポイント

　「飛沫」は伝統的に5μmを超えるサイズとして定義されており、短距離を飛ぶことができる。

　飛沫が空気中を移動できる最大距離については、現在も解決されていません。歴史的に確定された飛沫感染する危険範囲は患者から約1m以下の距離であり、

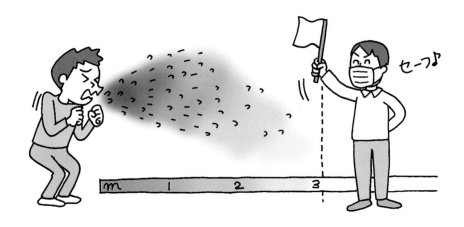

セーフ♪

これは特定の感染症の疫学的研究、およびシミュレート研究に基づいたものです。この距離でサージカルマスクを着用すれば、飛沫感染する病源体の伝播の予防には有効です。しかし、天然痘の実験的研究およびSARSアウトブレイクの調査によると、これらの２つの感染症の患者からの飛沫は感染源から2m以上の距離にいた人々に到達していました[2,3]。

呼吸器飛沫が到達できる距離は様々な要因に依存します。例えば、「飛沫が感染源から飛び出す速度やメカニズム」「呼吸器分泌物の濃度」「温度や湿度などの環境因子」です。また、病原体が飛沫に乗って移動している間に感染性を維持できるかどうかも重要な因子です。

患者から約1m以下の距離というのは、「患者から短距離」を意味する実例として最適な表現かもしれません。しかし、飛沫感染を防ぐためにサージカルマスクをいつ着用するか、それを決定するための唯一の基準としては用いられるべきではないのです。特に、新興病原体や強毒性病原体の場合には、「患者から２〜3m以内に近付くとき」または「病室に入室するとき」にサージカルマスクを着用することが安全な対応といえます。

> **ポイント**

　飛沫感染する病源体に曝露することを防ぐためには、「患者から2〜3m以内に近付くとき」または「病室内に入室するとき」にサージカルマスクを着用することが安全な対応といえる。

　飛沫感染は厳密に言えば接触感染の1つの型であり、飛沫感染によって伝播する病原体は、直接および間接接触感染によっても伝播する可能性があります。しかし、飛沫感染は接触感染とは異なり、病原体を運ぶ呼吸器飛沫が患者の気道から短距離（2m未満）にいる人の粘膜面に付着することによっても感染症を伝播させることができます。

> **ポイント**

　飛沫感染によって伝播する病源体は、接触感染によっても伝播する可能性がある。

■ 飛沫予防策

　飛沫予防策は、患者が咳やクシャミをしたときに、口や鼻から飛散する飛沫が周囲の人の呼吸器や粘膜に接触して、病原体が伝播するのを防ぐための感染対策です。飛沫感染する病原体は、長距離にわたって感染性を維持しないので、特別な空気の処理や換気の必要はありません。

> **ポイント**

　飛沫予防策では特別な空気の処理や換気は必要ない。

　飛沫予防策が必要な患者は個室に入室させるのが原則です。もし、個室が足りなければコホーティングします。この場合、咳や喀痰の多い患者には個室入室を優先します。やむを得ず、飛沫予防策が必要な患者を他の疾患の患者が入院している病室に同室させる場合は、ベッドとベッドの間には1m以上の空間的距離を置くことや、患者と患者の濃厚接触を避けるためにベッド間にカーテ

ンを引くことが重要です。

　飛沫予防策が必要な患者は個室に入院させる。個室が利用できない場合には
コホーティングする。

　免疫抑制の患者や手術直前の患者のように、不運にも感染してしまった場合
に重大な結末となる可能性のある患者が入院している病室には、飛沫感染する
感染症の患者を同室させることは避けます。

　免疫抑制の患者や手術前の患者は、飛沫感染する感染症の患者と同室させない。

　飛沫予防策ではサージカルマスクの着用のタイミングが重要です。標準予防
策では患者の飛沫に曝露することが予想されるときに着用するのですが、飛沫予
防策では病室内に入室するときに着用します。N95マスクの必要はありません。

　飛沫予防策では患者は個室に入室させ、医療従事者が病室内に入室するとき
にはサージカルマスクを着用する。N95マスクは必要ない。

　飛沫予防策では、患者は可能な限り病室から出ないようにしますが、CT撮
影などのために、やむを得ず病室外へ出るときには、患者はサージカルマスク
を着用して、咳エチケットを遵守します。

　飛沫予防策で管理されている患者は病室から出ない。やむを得ず病室外へ出
るときには、患者はサージカルマスクを着用して、咳エチケットを遵守する。

　次のようなケースには飛沫予防策が必要かどうかを考えてください。

Question Case 1

　高齢者がインフルエンザに罹患し、脱水状態となって入院した。もともと、慢性閉塞性肺疾患のある患者のため、サージカルマスクを着用すると苦しくなってしまう。また、高齢であることから咳エチケットも遵守できない。

Question Case 2

　アフリカのサハラ以南の地域に旅行へ行っていた人が、発熱と頭痛にて受診した。髄液検査をすると髄膜炎菌が疑われた。咳はない。

Question Case 3

　30歳代の男性がムンプスに罹患し、精巣炎の症状が強いため入院した。鎮痛剤にて対症療法をしている。頭痛はないようである。

　これらすべてのケースに飛沫予防策が必要です。インフルエンザとムンプスは飛沫感染するので、飛沫予防策を実施することは容易に理解できます。髄膜炎菌による髄膜炎は、他の病原体による髄膜炎とは全く異なり、患者をケアする医療従事者や周囲の人に飛沫感染します。髄膜炎感染症は潜伏期間が短く、生命の危険があり、生存しても後遺症を残す可能性があります。そのため、飛沫予防策を徹底します。

● 空気予防策

　感染対策をしていると、色々な質問に遭遇します。空気感染での興味深い質問を1つ紹介します。「近年、中国からPM2.5が韓国や日本まで到達して様々な問題が発生しているけど、これはPM2.5が空気に乗って、日本に飛んで来ているということですよね。同様に、中国にいる結核の患者が空気中に吐き出す飛沫核が浮遊して日本に到着し、我々が結核菌に感染することがあるんじゃないですか？」というものです。

　この質問は大変面白いです。PM2.5というのは「Particulate Matter 2.5」の略であり、「微小粒子状物質」と日本語訳されています。直径が2.5μm以下の粒

子状物質のことです。脱硫装置を備えていない中国の工業施設や、暖房のための石炭の大量使用により発生したPM2.5が、北京周辺を汚染して、海を越えて日本にやって来ているのです。この粒子は非常に小さいため、肺の奥深くまで入りやすく、呼吸器系や循環器系への悪影響があるといわれています。そのため、中国では車のオートエアコンに組み込まれたPM2.5除去システムが人気とのことです。日本でも「PM2.5分布予測」などをネット上で見ることができます。

　結核の患者が結核菌を含んだ飛沫核（直径5μm以下）を咳などで排出したとしても、外の大気中ではすぐに薄まってしまいます。換気の悪い小さな部屋で長時間空気を共有すれば感染するかもしれませんが、屋外の大気では感染性を心配するほどの濃度にならないのです。人間が吐き出す飛沫核の数は工場施設などの煙突が出すPM2.5に比較して、量的に無視できるのです。

ポイント

　空気感染する感染症の患者の飛沫核は室外での大気中ではすぐに薄まり、感染性はなくなる。

■ 空気感染

　初めて、「空気感染」という言葉を聞いたとき、空気中に浮遊しているウイルスなどを直接吸い込むことによって感染すると思ってしまいました。そうではありません。空気中に浮遊している飛沫核にウイルスが含まれており、その飛沫核を吸い込むことによって感染するのです。そのため、「空気感染＝飛沫核感染」と言われています。

　感染者が咳やクシャミをしたときに、口や鼻から病原体を含んだ飛沫や飛沫核が飛び出します。飛沫であってもが空気中を飛んでいるときに水分が蒸発すれば、飛沫核となって浮遊します。飛沫核は空気中に長時間浮遊でき、通常の空気流に乗って室内またはそれを越えて、隣接空間に運ばれます。空気感染では飛沫核に乗った病原体が空気中に漂って、長距離を経てヒトからヒトに伝播

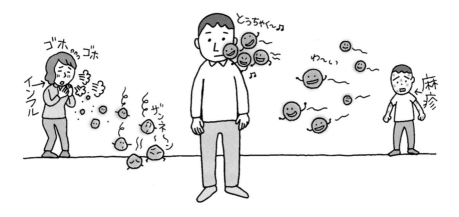

します。空気感染する疾患は麻疹、水痘、結核の3つです。

ポイント

　空気感染では飛沫核に乗った病原体が空気中に漂って、長距離を経てヒトからヒトに伝播する。

　ここで2つの疑問が生じます。それらについて解説しましょう。

Question 1

　飛沫感染は5μm以上のサイズの飛沫に病原体が乗り、近距離にいる人に伝播して感染する。飛沫が空気中を飛んでいるときに水分が蒸発すると、飛沫核になって浮遊できるので、飛沫感染できる病原体は空気感染もできるのではないか？

Answer 1

　病原体が空気中に浮遊しているときは、空気の乾燥や紫外線などの過酷な状況のなかにいることになります。そのような状況であっても、感染性を失わない病原体が空気感染できるのです。それは麻疹ウイルス、水痘ウイルス、結核菌の3つです。インフルエンザウイルスや風疹ウイルスなどの病原体は感染性を失うので空気感染できません。

Question 2

N95マスクのフィルタの孔よりもウイルスのほうが格段にサイズが小さいため、ウイルスは容易にマスクを通り抜けてしまうのではないか？

Answer 2

空気感染する病原体は飛沫核に乗って、空気中を浮遊します（飛沫核は5μm以下のサイズですが、ウイルスのサイズは0.02〜0.1μmなので、飛沫核よりもかなり小さいです）。N95マスクは飛沫核を捕獲できるので、感染予防としてN95マスクは有効です。

> **ポイント**
>
> 空気中を長時間浮遊していても感染性を失わない麻疹ウイルス、水痘ウイルス、結核菌は空気感染できるが、感染性を失うインフルエンザウイルスや百日咳菌などは飛沫感染しかできない。

> **ポイント**
>
> N95マスクは飛沫核を捕獲できるので、空気予防策に有効である。

■ 空気予防策

空気予防策は、空気感染性疾患（麻疹、水痘、結核）の患者が入院しているときに実施されます。これらの患者の気道からは飛沫のみならず、飛沫核も飛び出してくるからです。飛沫核は軽いので空気中に浮遊でき、病原体はこの飛沫核に乗って遠方まで移動します。したがって、患者は病室から廊下へ空気が流れ出ない空気感染隔離室に入室させなければなりません。空気感染隔離室では病室内の空気圧が陰圧となっているからです。空気感染隔離室に入室する医療従事者はN95マスクを着用します。サージカルマスクではマスクと顔の皮膚の間の隙間から空気が流れ込んでしまいます。

> **ポイント**
>
> 空気予防策では患者は空気感染隔離室に入室させる。

ポイント

空気感染隔離室に入室する医療従事者はN95マスクを着用する。

　麻疹や水痘の患者が空気感染隔離室に入室している場合、医療従事者がそれらのウイルスに対する抗体を保持していれば、N95マスクは必要ありません。しかし、患者には発熱や咳といった症状が見られているので、標準予防策としてサージカルマスクを着用して入室します。一方、結核の患者が入院している場合、すべての医療従事者は必ずN95マスクを着用して入室します。医療従事者がたとえツベルクリン反応（ツ反）が陽性であっても、結核に対する抵抗性が獲得されていないからです。

ポイント

麻疹や水痘の患者の空気感染隔離室では、医療従事者にそれらのウイルスに対する免疫があれば、サージカルマスクを着用して入室できる。しかし、結核の患者では、すべての医療従事者は必ずN95マスクを着用して入室する。

　空気感染隔離室に入院している患者は、医療従事者が入室している間は飛沫核が空気中に拡散しないように、サージカルマスクを着用して、咳エチケットを遵守します。しかし、医療従事者が退室した後はマスクの着用は必要ありません。

ポイント

空気感染隔離室の患者は、医療従事者が入室している間はサージカルマスクを着用して、咳エチケットを遵守する。

　空気感染隔離室では、病室内が陰圧となり（空気流はドアの隙間の下から病室内に流れ込む）、1時間に6〜12回の換気がされ（既存施設では1時間に6回の換気がされ、新築または改築施設では12回の換気がされる）、空気は病室から建物の外部に直接排気されるか、病室内に戻る前にHEPA（High Efficiency Particulate Air）フィルタで濾過されてから再循環されます。

患者の入室期間は、空気感染隔離室の空気圧が陰圧であることを毎日確認して記録します。この場合、スモークチューブにて、空気流が廊下から病室内に向かって空気が流れるのを目視で確認します。差圧計などの機器で空気圧を測定できるとしても、機器自体に故障がある可能性があるので、やはり目視します。フィルタの目詰まりや機器の作動不備などから陰圧が保たれないと、病原体が病室内から廊下に流れ出る危険性があるからです。

ポイント

　空気感染隔離室では、患者が入室している期間は、病室内が陰圧であることを毎日、目視にて確認して記録する。

　患者の空気感染隔離室の外への移送や移動は極力避けます。どうしても、移送や移動が必要ならば、患者はサージカルマスクを着用して、咳エチケットを遵守します。水痘による皮膚病変、または排膿している結核皮膚病変のある患者については、皮膚病変の病原体のエアロゾル化や、皮膚病変への接触を防ぐために、感染部位を覆います。患者を搬送している医療従事者は、患者がマスクしていて、感染性皮膚病変が覆われていれば、搬送のときにはN95マスクを着用する必要はありません。

ポイント

　空気感染隔離室の患者が病室外へ出ることは極力避ける。どうしても必要ならば、患者はサージカルマスクを着用して、咳エチケットを遵守する。

Reference

1) CDC：Guideline for isolation precautions：Preventing transmission of infectious agents in healthcare settings, 2007
https://www.cdc.gov/infectioncontrol/pdf/guidelines/isolation-guidelines-H.pdf
2) Downie AW, et al：The recovery of smallpox virus from patients and their environment in a smallpox hospital. Bull World Health Organ 33(5)：615-622, 1965
3) Wong TW, et al：Cluster of SARS among medical students exposed to single patient, Hong Kong. Emerg Infect Dis 10(2)：269-276, 2004

5日目

耐性菌対策 その1

 耐性菌の井戸端会議①

　耐性菌についての話になると，どうしても人間の立場からになってしまいます。「耐性菌によって重症化した」「耐性菌をどのようにして出現させないか？蔓延させないか？」といった話になってしまいます。そこでここでは，思い切って，耐性菌の立場で物事を見てみたいと思います。耐性菌たちの話に耳を傾けてみましょう。

登場人物（登場菌種）

Mr. MRSA

メチシリン耐性黄色ブドウ球菌

　威厳のある古参の耐性菌で，丸い体形をしている。
　経験豊かで，色々なところで有名。他の耐性菌から一目置かれている。

MDRAくん

多剤耐性アシネトバクター

　若者の耐性菌で，短い長方形の体形をしている。
　MDRPと似た服を着ている。好みの幅が広く，どこにでも住んでいる。

MDRPくん　多剤耐性緑膿菌
　　　　　若者の耐性菌で、細長い体形をしている。
　　　　　MDRAと似た服を着ている。水が大好きで、水回りへの
　　　　　こだわりは半端でない。

VREちゃん　バンコマイシン耐性腸球菌
　　　　　元気な若い耐性菌で、丸い体形をしている。
　　　　　姉妹そっくりで仲良し。

▶ ナレーション
　　ある日のこと、耐性菌たちがコソコソと井戸端会議をしていました。その
面々を見てみると、VREちゃん、MDRPくん、MDRAくんです。彼らは自分
たちのことや、人間との共存について話し合っているようです。

VREちゃん

　　ねぇねぇ、最近の人間たちの言いぐさ、どう思う？　「耐性菌を出現させな
い！　耐性菌を伝播させない！」とか言って、薬剤耐性（AMR）対策アクショ
ンプランまで作り出しているのよ。ちょっと、自分本位だと思わない？　自分
たちだけが繁栄して、私たち耐性菌には滅亡してほしい、なーんて思ってるみ
たいなんだけど、それはおかしいわよねぇ。私たちだって生き物なんだから、
生きる権利はあるし、子孫を残す権利だってある！　人間たちは自然環境の破
壊で多くの生物が絶滅しちゃうって心配していながら、耐性菌だけには絶滅し
てほしいとか思ってるのって、ゼッタイ、変。

MDRAくん　MDRPくん

　　〔声をそろえて〕そーだ！　そーだ！　僕らにだって生きる権利があるんだ。
第一、健康な人間には何もダメージを与えていないじゃないか！　人間の気道
や腸管で生活している仲間は大勢いるけど、何にも悪いことはしていないよ。

静かに生活しているだけ。そんな仲間さえ殺そうとするのは許せない！

ポイント

多剤耐性菌の多くは日和見病原体であり、健康な人には何らダメージを与えない。

ポイント

保菌状態の多剤耐性菌は抗菌薬治療の対象にはならない。

VREちゃん

あなたたちと意見が一致して嬉しーな。ところで、MDRAくんとMDRPくんは何となく似た服を着ているけど、兄弟なの？　どちらも水や土壌でも見かけたことがあるしぃ、どうなの？

MDRAくん　**MDRPくん**

〔声をそろえて〕何か同じことをよく言われるんだけど、僕らは別の菌種なんだよねー。おそらく、似てると言われる理由は「自然界のどこにでも生存している」「耐性機序が似ている」からだと思うな。実際、土壌や河川だけじゃなくて、病院の環境のどこにでも僕らは生存できるんだ。耐性機序だって、「βラクタマーゼの産生」「外膜透過孔の減少」「薬剤排出ポンプの機能亢進」「キノロン系の標的部位の変異」「アミノグリコシド修飾不活化酵素の発現」とかだから、結構、似てるんだよ。

ポイント

MDRAとMDRPの耐性機序は「βラクタマーゼの産生」「外膜透過孔の減少」「薬剤排出ポンプの機能亢進」「キノロン系の標的部位の変異」「アミノグリコシド修飾不活化酵素の発現」などである。

VREちゃん

確かに、似てるわぁ。でも、違うところもあるでしょ？

> **MDRAくん**

　そうだね。僕には、自然の乾燥した環境で1〜5ヶ月もしぶとく生きれる、っていう得意技があるよ。だから、病院で環境表面や医療器具の表面に長期間潜んでおいて、患者に伝播することができるんだ。それから、空調機の吹き出し口にくっ付いておいて、空気中を舞うという得意技もあるよ。でも、人工呼吸器管理の患者とか、とても弱った人間に感染症を発症させるだけだよ。病院の外にいる健康な人間には感染症を引き起こさないことにしてるんだ。

> **ポイント**

　MDRAは自然の乾燥した環境で1〜5ヶ月も生き残ることができる。

> **ポイント**

　MDRAは病院内のみで問題となる。特に、集中治療室の人工呼吸器管理の患者をターゲットとして感染症を引き起こす。

> **MDRPくん**

　僕にも一言、言わせてもらえない？　僕ら緑膿菌は水のある所にこだわって生活しているんだ。だから、手洗いシンク、病室の花瓶、シャワー室とかはかなり人気の物件なんだよ。吸入液や加湿器なんかにも住み込んでいる仲間もいるしね。そうそう、MDRAくんはチゲサイクリンで殺菌されちゃうけど、僕はヘッチャラなんだ。でも、コリスチンにはMDRAくんと同様に弱いんだよねー。

> **VREちゃん**

　なるほどね。それで、MDRAくんもMDRPくんも、何に耐性だから、多剤耐性と言われるの？

> **MDRAくん**　**MDRPくん**

　〔声をそろえて〕カルバペネム系、アミノグリコシド系、フルオロキノロン系に耐性の場合だよ。これも僕らに共通している性格なんだ。アシネトバクター

属や緑膿菌に有効なカルバペネム系、アミノグリコシド系、フルオロキノロン系に耐性という特殊能力を持っているからこそ、僕らは多剤耐性と言われるんだよ。この3種類の抗菌薬に耐性じゃなければ、単なるアシネトバクター属と緑膿菌だね。ところで、VREちゃん、さっきから僕らのことばかり聞くけど、君についてはどうなの？

VREちゃん

そうねぇ…。私とあなたたちとは外観が全く違うわよね。私はグラム陽性球菌で丸っこいでしょ。でも、あなたたちはグラム陰性桿菌だから、長方形っぽいのよねー。それに、グラム染色で私は紫に染まるけど、あなたたちは赤に染まるでしょ。あ、でもね、「バンコマイシン耐性腸球菌」ということで、私がバンコマイシンだけに耐性と思っている奴がいっぱいいるけど、あなたたちと同じで、ちゃーんと多剤耐性なの。

ポイント

VREはバンコマイシンのみに耐性ではなく、多剤耐性である。

VREちゃん

そうそう、先日面白い奴がいたわぁ。「腸球菌だから、腸内細菌科細菌なんだね」なーんて言ってたのよ。最近、物事を知らな過ぎる奴が多くて困るわ。腸内細菌科細菌と言われるには「グラム陰性桿菌である」「嫌気性菌ではない」「ブドウ糖発酵菌である」とかの条件があるのよ。私は腸内には住んでいるけど、グラム陽性球菌だから、腸内細菌科細菌じゃないのよねー。

ポイント

腸球菌は腸内細菌科細菌ではない。

VREちゃん

実は私には姉妹がいるってこと、知ってる？　腸球菌にはたくさんの菌種がいるけど、VREで主役となる腸球菌は私たちエンテロコッカス・フェカーリ

ス（*Enterococcus faecalis*）とエンテロコッカス・フェシウム（*Enterococcus faecium*）の姉妹なの。詳しい話をすると時間がかかっちゃうから、また別の機会にゆっくりと話すね。

VREで問題となるのは、エンテロコッカス・フェカーリスとエンテロコッカス・フェシウムである。

▶ ナレーション

VREちゃん、MDRAくん、MDRPくんが立ち話をしているときに、Mr. MRSAがやってきました。

VREちゃん　**MDRAくん**　**MDRPくん**

〔声をあわせて〕あ、Mr. MRSA！　お久しぶりです。

Mr. MRSA

〔厳かな感じで〕うむ、久しぶりだね。しかし、なぜ君たちは私と話をするときに、そんなに緊張するのかね。

VREちゃん　**MDRAくん**　**MDRPくん**

〔声をあわせて〕当然じゃないですか。あまりにも有名でいらっしゃいますから。世の中の人間たちすべてが、Mr. MRSAのことを知っていますよ。最近は法曹界でもご高名で、訴訟に関連することが耐性菌のなかで断トツに多いじゃないですか？

Mr. MRSA

そう言ってもらえると、大変嬉しいねえ。先ほど、VREちゃんが「バンコマイシンだけに耐性なのではなく、多剤耐性」と言っているのが少し聞こえたのだが、私も同じだよ。メチシリンだけに耐性なのではなく、多剤耐性なのだよ。

Mr. MRSA

　最近、私の真似をする奴が出てきて困っているのだよ。しかも、あちらこちらで出没している。それは「市中感染型MRSA」という奴なのだ。私は、手術患者や癌患者といった、抵抗力のない人間だけに感染症を引き起こしてきたのだが、其奴は健康な人間にも皮膚感染症などを引き起こすのだよ。「多剤耐性菌」にも『耐性菌の仁義』というものがあるのだ。決して、健康な人間には手を出さない。これが『耐性菌の仁義』であろう。君たちも、健康な人間では感染症を引き起こさないだろ？

ポイント

　多剤耐性菌の多くが日和見病原体である。健康な人では感染症を発症させない。

VREちゃん　**MDRAくん**　**MDRPくん**

　〔声をあわせて〕はい、そうです。健康な人間には手を出しません。これは『耐性菌の仁義』だったんですね。今、初めて知りました。生れ付きの性格だと思っていました。

MDRAくん

　〔小さな声で〕オーストラリア地域に健康な人間にも手出しするアシネトバクター属の仲間がいるけど、そいつらに『耐性菌の仁義』を教えなくっちゃね。

MDRAくん

　ところで、Mr. MRSA。『耐性菌の仁義』を守ると何か良いことがあるんですか？

Mr. MRSA

　良いことばかりだよ。ときどき、「△△病院で、多剤耐性菌患者が○十人発生した」というような報道がされることがあるだろう？　これは『耐性菌の仁義』をきっちり守っているからこそ、なせる業なのだ。いつも、あのような記

事を見ると、耐性菌の世界も捨てたものではないなと感じるのだよ。

Mr. MRSA

　耐性菌というものはな、入院患者に何も症状を出さずに、秘密裏に患者から患者に伝播していくものなのだよ。ジッと、息を凝らして、ただただ、「医療従事者の手指」に付着して伝播していくのだ。むやみに発症させてはいけないよ。発症させると細菌検査を実施されて、見付かってしまうからね。しかし、何十人も感染させていると、そのうちの1人ぐらいは発症させてしまうかな。だが、そのときには、もう遅しなのだよ。沢山の人間に伝播した後なのだから。我々の勝利だ。人間どもが慌てて、無症状の患者も細菌検査してやっと、何十人の人間が感染していることに気付くのだよ。

ポイント

　多剤耐性菌の多くは日和見病原体である。病院内で1人の患者が発症したということで、無症状の患者に細菌検査をすると、数多くの患者に伝播していることに気付くことになる。

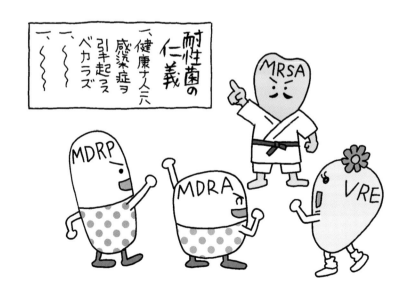

Mr. MRSA

　私は「医療従事者の手指」を活用して伝播していくのだが、君たちはどうなのかな？

VREちゃん　　**MDRAくん**　　**MDRPくん**

　〔声をあわせて〕私たちも、「医療従事者の手指」を活用しています。患者に触れる前後に手指衛生をしない医療従事者の手が最も良い乗り物です。私たちはそのような医療従事者が大好きです。きっと、私たちの味方に違いないと思います。彼らがいるからこそ、私たちは繁栄できるんです。

ポイント

　多剤耐性菌の患者から患者への伝播経路で最も重要なものは、「医療従事者の手指」である。

Mr. MRSA

　ふむ、私も同意見だよ。私も、手指衛生をしない医療従事者の手指が好きだ。ドアノブなどの手指が頻繁に触れる所に付着しておけば、彼らの手には簡単に移動できるからな。

ポイント

　「手指の高頻度接触表面」も多剤耐性菌の伝播に貢献している。

Mr. MRSA

　さて、私は『耐性菌の仁義』についての講演依頼を数多く受けていてね、名残り惜しいが、もう会場に向かわなくてはならないのだ。また、時間があるときに会うとしよう。それでは。

VREちゃん　　**MDRAくん**　　**MDRPくん**

　〔声をあわせて〕また、よろしくお願いいたします。失礼します。

● 「標準予防策＋接触予防策」編 I

■ MRSA：メチシリン耐性黄色ブドウ球菌

▶ ナレーション

　世界的に有名なMr. MRSAへのインタビューが始まりました。経済界、医療界、法曹界などでとても有名なので、多くの記者が集まっています。

🎤 インタビュアー

　Mr. MRSA。大変ご多忙のところ、インタビューを受けていただき、誠に光栄でございます。早速になりますが、いくつか質問させていただきます。

💬 **Mr. MRSA**

　どうぞ、何なりとご質問をいただきたい。今日は時間があるので、ゆっくりとお答えしよう。

🎤 インタビュアー

　Mr. MRSAは昔から有名でいらっしゃいますが、いつ頃にお生まれになられたのでしょうか？

💬 **Mr. MRSA**

　ふむ、年がばれてしまうので少々恥ずかしいのだが、お答えしよう。1959年にメチシリンというペニシリン系抗菌薬が利用されるようになり、私はその直後に誕生したのだ。貴殿方の記憶にはないかもしれないが、1960年代初めには欧州でアウトブレイクを引き起こしたことがある。

🎤 インタビュアー

　Mr. MRSAは世界中でご活躍されていますが、噂によりますと、6つの家系に由来した方々がご活躍と聞いておりますが、如何でしょう？　人間でいうと、「○○家」「▽▽家」といった感じでしょうか…。

Mr. MRSA

　貴殿はよくご存じのようだ。そこまで調査されたとは素晴らしい。世界の多くの地域で活躍している我々MRSA一族の家系を詳しく調べる（遺伝子型でタイプ分けする）と、1960年代の当初は一族のほとんどが１つの家系（クローン）に由来していたのだが、2004年までに世界中で６つの主要な家系（主要なクローン）が誕生していることがわかる[1-5]。これに加えて、市中感染型MRSAというのが1990年代以降に出現している。ただ、市中感染型MRSAは我々一族とは異なることは強調したい。彼らの出現によって、MRSAと呼称れていた我々は、「院内感染型MRSA」と名称の変更を迫られてしまったのだ。

ポイント

世界で流行しているMRSAは６つの主要クローン由来である。

インタビュアー

　なるほど、同じMRSAでも２つの種族がいらっしゃるということですね。それでは、何を持ってMRSAと呼ばれるのでしょうか？

Mr. MRSA

　「*mecA*遺伝子」を持っていること、それがMRSAと呼称されるための重大な条件である。メチシリン耐性には*mecA*遺伝子の存在が必要となるのだ。逆に言えば、*mecA*遺伝子を持っていない黄色ブドウ球菌はメチシリン耐性にはなれないのだよ。このメチシリン耐性というのには「オキサシリン MIC（最小発育阻止濃度：Minimum Inhibitory Concentration）≧4μg/mL」と定義がなされている。

ポイント

メチシリン耐性とは「オキサシリン MIC≧4μg/mL」と定義されている。

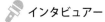 インタビュアー

メチシリン耐性かどうかを知るのに、なぜ、オキサシリンを用いるのでしょうか？

Mr. MRSA

それはメチシリンが市場ではもう販売されていないからだ。その代わりに半合成ペニシリンであるオキサシリンが使用されているのだよ。その他、セフォキシチンを用いられることもある。

 インタビュアー

解りました。オキサシリンやセフォキシチンに耐性かどうかを確認するのですね。その他にもMr. MRSAであることの確認方法はありますか？

Mr. MRSA

その他には、「*mecA*遺伝子を検出する方法」「PBP2aを検出する方法」というのがある。

Mr. MRSA

*mecA*遺伝子はPBP2aをコードする遺伝子であり、PBP というのはペニシリン結合蛋白質（Penicillin Binding Protein）のことを示すのだ。MSSA（メチシリン感性黄色ブドウ球菌：Methicillin Susceptible *Staphylococcus aureus*）は4種類のPBP（PBP1〜4）を作るのだが、これらはβラクタム系に強く結合する（親和性が高い）がゆえ、βラクタム系を投与されると、細胞壁の合成が阻害されてしまうのだよ。しかし、我々MRSAはこれらに加えて、βラクタム系に結合しにくい（親和性の低い）PBP2aも産生できるため、βラクタム系に耐性となれるのだ。

ポイント

MRSAは「*mecA*遺伝子」を持っており、βラクタム系に親和性の低いPBP2aを産生して多剤耐性菌となっている。

108

インタビュアー

つまり、βラクタム系に耐性となるためにはPBP2aを産生できる必要があり、その遺伝子が*mecA*遺伝子ということですね。ですから、「オキサシリンに耐性」「PBP2aの検出」「*mecA*遺伝子の検出」でMRSAが確定するというのは納得できます。

ポイント

MRSAの確認法には「オキサシリンに耐性」「PBP2aの検出」「*mecA*遺伝子の検出」がある。

インタビュアー

先ほど、MRSAには院内感染型MRSAと市中感染型MRSAがいるとお伺いしましたが、そこのところを詳しくお話ししていただけないでしょうか?

Mr. MRSA

私は市中感染型MRSAを、耐性菌の風上にも置けない者たちだと思っているのだ。それは彼らが『耐性菌の仁義』というものを持ち合わせていないからだ。我々、耐性菌が繁栄するためには、人間どもが知らないうちに多くの人間に感染することが大切となる。気付かれてしまえば、何らかの抗菌薬による治療や、手指衛生を向上させて、我々の伝播を阻止しようという動きが、必ず始まってしまう。我々の存在を気付かせないためには、「健康な人間には手を出さない」ということが極めて大切となるのだ。市中感染型MRSAは健康な人間にでも感染症を引き起こすことが、我々、正統派の院内感染型MRSAとは大きく違うところなのだよ。

Mr. MRSA

以前、私は彼らが誕生した経緯を調査したことがある。彼らは市中に存在している黄色ブドウ球菌が、院内感染型MRSAとは異なる経緯で*mecA*遺伝子を獲得し、出現したようなのだ。そのため、院内感染型MRSAとは臨床的、疫学的、細菌学的に異なっており、健康な人間においても、感染症を引き起こす。

通常は皮膚・軟部組織感染が多いようだが、壊死性肺炎、壊死性筋膜炎、重症骨髄炎、敗血症などの重症感染症も引き起こすことがある。

ポイント ▶▶

市中感染型MRSAは、黄色ブドウ球菌が院内感染型MRSAとは異なる経緯で*mecA*遺伝子を獲得して出現した。

ポイント ▶▶

市中感染型MRSAは、健康な人においても、感染症を引き起こす。皮膚・軟部組織感染が多いが、壊死性肺炎、壊死性筋膜炎、重症骨髄炎、敗血症などの重症感染症を引き起こすこともある。

🎤 インタビュアー

何とも迷惑な者たちですね。それでは、院内感染型MRSAと市中感染型MRSAは、同じMRSAといえども、異なる多剤耐性菌と考えたほうが良いのですね。

Mr. MRSA

正にその通り。我々と彼らを同一に考えないでいただきたい。差別化のために、目立つ違いを2つほど申し上げておこう。

Mr. MRSA

1つ目は、伝播様式の違いである。我々、院内感染型MRSAは「医療従事者の手指」を介して、病院内で患者から患者に伝播する。そのため、「医療従事者の手指」が患者に頻繁に触れる集中治療室や新生児集中治療室においてこそ、たやすく伝播することができるのだ。一方、市中感染型MRSAは院外（市中）で健康な人間が、感染者とレスリングなどにて皮膚と皮膚を擦り合せる、感染者の衣類を着用する、というような社会的活動を介して伝播するのだ。

Mr. MRSA

2つ目は、『耐性菌の仁義』を「守るか？」「守らないか？」である。院内感

染型MRSAは健康な人間に感染したとしても、何も症状を引き起こしたりは
しない。手術患者や血管内カテーテル挿入患者のような、抵抗力が低下した患
者に感染した場合にのみ、創部感染や血流感染などを引き起こす。しかし、市
中感染型MRSAは健康な人間であっても皮膚・軟部組織感染症を引き起こして
しまうのだ。

ポイント

市中感染型MRSAと院内感染型MRSAは臨床的、疫学的に異なるMRSAである。

インタビュアー

様々なご教示、大変勉強になりました。これでインタビューは終了とさせて
いただきます。ありがとうございました。

■ MDRA：多剤耐性アシネトバクター

ナレーション

インタビュアーがMDRAくんにインタビューをしようと探していたところ、
MDRAくんが首を垂れながら、トボトボと道を歩いて来ました。

インタビュアー

MDRAくん、こんにちは。何か寂しそうに歩いているようですが、何か心
配事でも？

MDRAくん

あ、こんにちは。特に心配事はないんですけど、最近、僕らMDRAは日本
の人たちに無視されている感じがして、少し寂しいんです。

インタビュアー

どうして、寂しいんですか？

111

MDRAくん

　他の耐性菌の名前を見てくださいよ。Mr. MRSAは「○○耐性黄色ブドウ球菌」、VREちゃんは「○○耐性腸球菌」、MDRPくんは「○○耐性緑膿菌」、PRSPさんは「○○耐性肺炎球菌」というように名前がちゃんと漢字になっています。だけど、僕らは「○○耐性アシネトバクター」というようにカタカナのままなんです。英語名が「*Acinetobacter*」だから、これをカタカナにするのはわかります。でも、いつまでも漢字名をもらえずに、そのまま一生を終えるのかと思うと、ちょっと寂しいんです。何とか漢字名をもらえないかなぁといつも思っているんです。

インタビュアー

　そういうことでしたか。そんなことも、耐性菌のみなさんは気にするんですね。漢字名があったほうが安心ということですね。考えてみたこともなかったです。ところで、今日はMDRAくんのお話を聞きに来たんですが、いいですか？

MDRAくん

　いいですよ。難しい話はできませんが、簡単な内容でしたら、喜んでお答えします。

インタビュアー

　MDRAくんはアシネトバクター属の一員ですが、一族にはどのような方がいますか？

MDRAくん

　僕らアシネトバクター属には30以上の仲間（菌種）がいます。バウマニ、カルコアセチカス、ルオフィイなどです。そして、バウマニがアシネトバクター属の90％を占めています。苗字が「アシネトバクター」で名前が「バウマニ」ですから、フルネームで「アシネトバクター・バウマニ（*Acinetobacter baumannii*）」と言います。実際には、MDRAといえば、アシネトバクター・バウマニが耐性化したものなんで、「MDRA」じゃなくて、「MDRAB」と言っている専

112

門家もいます。もちろん、この「B」はバウマニのことですよ。

臨床的に問題となるアシネトバクター属のほとんどがアシネトバクター・バウマニである。

MDRAは多剤耐性アシネトバクター・バウマニのことでもある。

インタビュアー

なるほど、「MDRA」と「MDRAB」の両方を耳にしたことがありましたけど、やっと理解できました。ところで、先日、旅行に行ったら、川の水やその土地の土壌でも一族の方を見かけましたよ。また、人間の皮膚などでも会ったことがあります。アシネトバクター属のみなさんはどこに住んでいますか？

MDRAくん

僕ら、アシネトバクター属は自然界のどこにでも住んでいます。もちろん、水や土壌にも住んでいますよ。特に、湿潤環境が好みなんですが、食べ物や節足動物とかにも住んでいます。人間の皮膚、創部、呼吸器、消化管に住み着いている仲間もいますね。

アシネトバクター属は水や土壌などの自然界のどこにでも生存しており、ヒトの皮膚、創部、呼吸器、消化管にも住み着いている。

MDRAくん

僕らの強みは、自然の乾燥した環境でも1〜5ヶ月くらいは生きていけることです。これが病院で院内感染を引き起こすことができる理由の1つになります。病院にて環境表面や医療器具などに長期間くっついておいて、そこから患者に伝播するんです。

　アシネトバクター属は乾燥した環境で長期間生存できるので、環境表面や医療器具などが感染源になることがある。

 インタビュアー

　自然界のどこにでも住んでいる、ということで納得したことがあります。自然災害や戦争のときにアシネトバクター属による感染症が増加しますよね。2004年の東南アジアの津波の際には、津波による軟部組織外傷と骨折で重篤になった患者において、創部、血液、呼吸器分泌物からアシネトバクター属が検出されました。1999年のトルコ地震の後も、集中治療室における最も頻度の高い院内感染病原体となっています。朝鮮戦争、ベトナム戦争、イラクおよびアフガニスタン戦争でも報告されていますね。自然界のどこにでも住んでいることが、このような事実に結び付くんですね。

　アシネトバクター属は、自然災害や戦争おける傷病者に感染症を引き起こしている。

 インタビュアー

　ところで、MDRAくんの耐性機構はどのようになっているんでしょうか？興味深いところなので、少し話してもらえますか？

MDRAくん

　よくぞ、聞いてくれましたぁ！　実は僕ら、多剤耐性となるためにもの凄く努力をしてきたんです。ありとあらゆる手段を結集してきました。「βラクタマーゼの産生」「外膜透過孔の減少」「薬剤排出ポンプの機能亢進」「キノロン系の標的部位の変異」「アミノグリコシド修飾不活化酵素の発現」などなど…、ありとあらゆる手段を次々と実行することによって、多剤耐性の座を獲得したんです！

ポイント

　MDRAの耐性機構は「βラクタマーゼの産生」「外膜透過孔の減少」「薬剤排出ポンプの機能亢進」「キノロン系の標的部位の変異」「アミノグリコシド修飾不活化酵素の発現」などである。

🎤 **インタビュアー**

　これは…凄いですね。これだけの防御策を兼ね備えていれば、抗菌薬がいても平気でしょうね。

💬 **MDRAくん**

　人間どもはどんどん新しい抗菌薬を開発して、それを投入してくるものだから、僕らもこういった手段を駆使して身を守っているのです。もっとも、最近は人間どものほうで新しい抗菌薬の開発と臨床への導入が滞っているみたいなんで、少し安心しているところです。

🎤 **インタビュアー**

　それは一安心ですね。ところで、MDRAくんが多剤耐性菌と言われるからには、何か定義みたいなものがあると思いますが、そこはどうですか？

💬 **MDRAくん**

　普通、アシネトバクター属にはカルバペネム系、アミノグリコシド系、フルオロキノロン系が有効なんですが、これらすべての抗菌薬に耐性であればMDRAということになります。

ポイント

　MDRAはカルバペネム系、アミノグリコシド系、フルオロキノロン系に耐性である。

🎤 **インタビュアー**

　先ほど、アシネトバクター属のみなさんは自然界に住んでいるということを

聞きましたが、病院のなかではどのような所に住んでいますか？　気になるので、聞いておきたいです。

 MDRAくん

　そうですね…人間どもの気道が多い感じです。その他、皮膚、創部、呼吸器、消化管に住むこともあります。環境表面に長期間、住み続けることができるんで、そこから人間どもに伝播することもできますよ。

 インタビュアー

　人間に伝播する経路はどのようなものがありますか？

 MDRAくん

　通常、僕らは医療従事者の手指や医療器具を介して伝播します。環境表面にもいますから、僕らを保菌したり、発症している患者が入院している病室に滞在すると保菌しやすくなります。また、集中治療室の患者みたいに、重症のため医療従事者の手指がたくさん触れる環境にいれば、やっぱり保菌しやすくなります。

 インタビュアー

　今、保菌という言葉が出てきましたが、保菌について少し説明してもらえますか？　また、保菌であっても治療されてしまいますか？

 MDRAくん

　それとても、いい質問だと思います。「保菌」というのは、病原体は存在しているけど、感染症を引き起こしていない状態のことです。「保菌は治療せず、発症したら治療する」というのが抗菌薬治療の大原則なんですが、それを全く無視する医師がいたりします。彼らはとってもいい人たちで、保菌状態でも抗菌薬を使用してくれるので、本当に助かってます。皮膚でも腸管粘膜でも、いつもは常在菌たちが大きな顔をしてたくさん住んでいて、かなり過密状態なんです。だから、勢力の小さい僕らは増殖もままならないんですが、無駄な抗菌薬によって常在菌がいなくなれば、僕たちに増殖する場が与えられるのです。

MDRAくん

　東京や大阪などのぎゅうぎゅうの満員電車って好きですか？　嫌ですよね？過密って不愉快なことだと思います。でも、車内がガラガラになれば居心地がよくなりますよね。それと同じことで、保菌の治療によって、僕らには居心地のよさがもたらされるわけです。加えて、そういった無駄な抗菌薬を活用して、僕らは耐性度を高めていくこともできるんです。言っちゃえば、筋トレのためのトレーニングマシンをプレゼントしてくれるようなものですね。

ポイント

　MDRAの保菌は治療しない。感染症を発症したら治療する。

インタビュアー

　十分に解りました。保菌で抗菌薬を投与する医師は多剤耐性菌のみなさんの味方なんですね。それでは、どのような感染症を引き起こしますか？

MDRAくん

　僕らは、『耐性菌の仁義』を重く見ています。健康な人間には感染症を発症しません。人工呼吸器が装着されてるとか、直近で手術を受けたとか、中心静脈カテーテルが挿入されている人で、肺炎や菌血症とかを引き起こします。特に、集中治療室の弱った患者で人工呼吸器関連肺炎を作り出すのは大得意です。

ポイント

　アシネトバクター属は日和見病原体である。したがって、MDRAも同様であり、特に、集中治療室の脆弱な患者で人工呼吸器関連肺炎を発症させている。

MDRAくん

　実は、恥ずかしいんですが、僕らの仲間のなかには、『耐性菌の仁義』を知らない不届き者がいるみたいなんです。彼らはオーストラリア北部（熱帯地域）に住んでいまして、現地では重症市中感染肺炎の原因菌の10％を占めているみたいです[6]。彼らによる菌血症も報告されています。どうして、この地域では

アシネトバクター属による市中感染が多く見られるのか、その理由は判ってないんですけどね。

　オーストラリア北部（熱帯地域）では、アシネトバクター属による市中感染が発生している。

MDRAくん

　感染症を発症したときに、有効な抗菌薬を投与する医師には困っちゃいますね。僕らが、せっかく増殖して、感染症を作り上げたのに、それを壊しちゃうんです。例えば、苦労して作り上げた芸術品を壊されたら、どう思います？腹が立つでしょ。僕らだって同じです。感染症は僕らの芸術作品なんですから。

インタビュアー

　なるほど、よく解りました。これでインタビューは終わりたいと思います。ありがとうございました。

■ MDRP：多剤耐性緑膿菌

▶ ナレーション
　インタビュアーがMDRAくんのインタビューを終えて、MDRPくんを探していました。すると、向こうのほうから、水着になって、タオルを首にかけて、MDRPくんがやって来ました。

インタビュアー
　MDRPくんですね。いつも、MDRAくんと似た服を着ていますよね？

MDRPくん

　服は似ていますが、体形は違いますよ。グラム染色での姿では、僕らは細めのグラム陰性桿菌で、MDRAくんはかなり丸っこいグラム陰性桿菌です。だ

から、MDRAくんたちは球桿菌とも言われています。もちろん、グラム染色では多剤耐性かどうかは判別できないけど、緑膿菌とアシネトバクター属は体形が違うことは知っておいてくださいね。

MDRPくん

僕らとMDRAくんが似た服を着ていると言われる理由は、耐性獲得の方法が似ているからだと思います。「βラクタマーゼの産生」「外膜透過孔の減少」「薬剤排出ポンプの機能亢進」「キノロン系の標的部位の変異」「アミノグリコシド修飾不活化酵素の発現」といった手段が共通しています。バイオフィルムを産生して耐性化を強めたりもできます。

ポイント

MDRP耐性機構は「βラクタマーゼの産生」「外膜透過孔の減少」「薬剤排出ポンプの機能亢進」「キノロン系の標的部位の変異」「アミノグリコシド修飾不活化酵素の発現」などである。

インタビュアー

そういうことでしたか。体形は違うのに、服が同じである理由がよくわかりました。ところで、MDRPくんは水着で首にはタオルをかけていますが、プールにでも行くのですか？

MDRPくん

そうです。水のある所、大好きなんで。湿潤環境が好きなので、病院の水回りにこだわって住んでいます。手洗いシンク、病室の花瓶、恒温槽、シャワー室、吸入液、加湿器といった所は、僕ら緑膿菌にっとて繁殖しやすい場所になります。そして、人間が緑膿菌で汚染された飲料水を飲めば、腸管に保菌します。汚染された吸入液を吸入すれば、気道に保菌したり、肺炎を発症します。血管内カテーテルが汚染すれば、血流に入り込んで菌血症となります。こんな感じに、僕らは呼吸器系、腸管系、血流、創部といった幅広い所で感染症を引き起こすことにしています。あと、栄養環境が不十分な所でも全然平気で住め

119

ちゃうことも自慢です。

ポイント

緑膿菌は湿潤環境を好み、病院では手洗い場や加湿器などに生存している。

 インタビュアー

なるほど、よく解りました。特に、水回りが好きなんですね。ところで、緑膿菌の一族のなかでも、君がMDRPと言われるのはどうしてですか？

MDRPくん

緑膿菌はもともと色んな抗菌薬に耐性なんですが、カルバペネム系、アミノグリコシド系、フルオロキノロン系の抗菌薬には感受性があるんです。この3系統の抗菌薬に耐性になった緑膿菌のことをMDRPと言います。これもMDRAくんと似ていると思いません？

ポイント

カルバペネム系、アミノグリコシド系、フルオロキノロン系に耐性の緑膿菌をMDRPと言う。

 インタビュアー

それでは、どういう人間に感染症を引き起こしますか？

MDRPくん

僕らも『耐性菌の仁義』を守っています。健康な人間には感染症を引き起こしませんが、抵抗力が低下した人間には菌血症や肺炎とかを引き起こします。特に、好中球減少患者の菌血症を引き起こすことは得意ですね。僕らは腸管に保菌されることがあるので、抗がん剤などで好中球が減少すると、僕らはどんどん腸管で増殖できます。抗がん剤は腸管粘膜を破綻させるので、僕らは簡単に腸管粘膜を通り抜けて、血流に入り込めます。その結果、菌血症を引き起こせるんです。

ポイント

緑膿菌は日和見病原体である。

 インタビュアー

人工呼吸器関連肺炎を引き起こすことも得意と聞いていますが…。

MDRPくん

それ、大得意なんですよ！　挿管されている患者では、気管内チューブを通って、僕らは簡単に肺へ侵入できます。それに、気管内チューブの表面にバイオフィルムを形成できるので、抗菌薬をさらに効きにくくできます。人工呼吸器が必要なほどの重症患者は手厚いケアがされますから、当然、医療従事者の手指がたくさん触れます。だから「手指衛生をしない医療従事者の手指」が僕らを患者に簡単に移動させてくれるのです。ありがたいことだと思ってます。

 インタビュアー

大変、よく解りました。これでインタビューは終わりたいと思います。ありがとうございました。

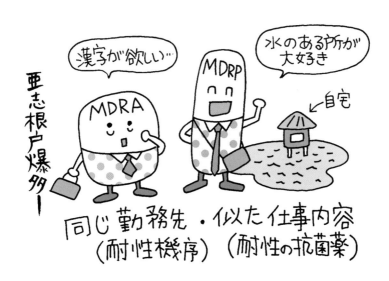

■ VRE：バンコマイシン耐性腸球菌

▶ ナレーション

VREちゃんが向こうのほうから、行進をするように元気に歩いてきます。良く見ると、双子のように、外見もそっくりな2人で歩いてきます。

🎤 インタビュアー

こんにちは、VREちゃんたちですか？　初めて会いましたが…二人はそっくりなんで、双子ですか？

💬 **VREちゃん**　💬 **VREちゃん**

〔2人で〕こんにちは、私たちはVREです。でも、双子じゃありませーん。同じ腸球菌ですが、一人はエンテロコッカス・フェカーリス（*Enterococcus faecalis*）と言います。もう一人はエンテロコッカス・フェシウム（*Enterococcus faecium*）と言います。二人セットで、よろしくお願いしまーす。

🎤 インタビュアー

二人でセットですか？　腸球菌と言われるから、一人と思っていましたが、二人だったんですね。

💬 **VREちゃん**　💬 **VREちゃん**

〔2人で〕そうでーす。ただ、日常で皆さんが出会う腸球菌のほとんどがエンテロコッカス・フェカーリスです。でもVREになると比率が変わって、エンテロコッカス・フェシウムの割合が増えます。

ポイント

VREはエンテロコッカス・フェカーリス、もしくはエンテロコッカス・フェシウムがバンコマイシンに耐性となったものである。

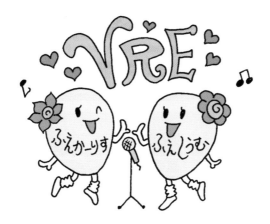

🎤 **インタビュアー**

　それでは、VREといっても、エンテロコッカス・フェカーリスのこともあるし、エンテロコッカス・フェシウムのこともある、と考えていいわけですね。耐性のレベルについても同程度と思っていいですか？

VREちゃん　**VREちゃん**

　〔2人で〕ダメです。そこは二人で違ってますんで。バンコマイシン耐性エンテロコッカス・フェシウムはβラクタム系やアミノグリコシド系にも高度耐性なんですけど、バンコマイシン耐性エンテロコッカス・フェカーリスはβラクタム系に感受性がありです。つまり、いろんな抗菌薬に耐性化がバッチリなVRE（フェシウム）と、耐性化がイマイチなVRE（フェカーリス）がいる、と思ってください。

ポイント

　エンテロコッカス・フェカーリスのVREはβラクタム系に感受性がある。エンテロコッカス・フェシウムのVREは高度耐性である。

🎤 **インタビュアー**

　あなたたちはわりと前から有名なのですが、いつ頃から活躍していますか？

VREちゃん　　**VREちゃん**

　〔2人で〕生まれてすぐのことだったからぁ…たぶん、1980年代にヨーロッパで活躍したのが始めだと思います。その後すぐに、アメリカでも活躍するようになりました。私たちVREがヨーロッパ生まれなのは、ヨーロッパでは「アボパルシン」という抗菌薬を、家畜の成長促進剤として20年以上も餌に加えて使ってきたことに関係している、って言われているんです。つまり、家畜にアボパルシンを使ってくれた人間たちこそが、私たちの生みの親ってことです。あの人間たちがいなければ、私たちは生まれなかったと思います。でも、アボパルシンがバンコマイシンと交差耐性があるとわかってからは、ヨーロッパで家畜への使用が禁止されちゃいました。残念ですよねー…。

ポイント

　VREは家畜にアボパルシンが使用されたことによって誕生した。

インタビュアー

　それでは、VREと呼ばれるための条件は何ですか？

VREちゃん　　**VREちゃん**

　〔2人で〕バンコマイシンに耐性であれば、それだけでOKです！　耐性遺伝子には*vanA*と*vanB*というのがあります。*vanA*のVREはバンコマイシンのMICが高いから簡単に見付かっちゃうんですけど、*vanB*はいろんなレベルの耐性があるから、日常の感受性検査は上手くすり抜けているみたいです。

ポイント

　VREは耐性遺伝子として、*vanA*もしくは*vanB*を持っている。

インタビュアー

　色々な情報、ありがとうございます。私どもは耐性菌のみなさんの住居環境を改善しようと努力しているところなんですが、VREちゃんはどのような病院が住み心地のいい環境と考えますか？

VREちゃん

そうですねぇ…。他の耐性菌さんたちと同じ答えになっちゃうかもしれませんけど、まず、抗菌薬をいーっぱい使っている病院はいい環境と思います。私たちにとっては、バンコマイシンとセファロスポリン系の投与歴というのは、イチバン大切なことですから。

 インタビュアー

その他には「手指衛生をしない医療従事者」と「手指の高頻度接触表面の消毒をしない病棟」が好きと考えていいですか？

VREちゃん

ズバリ、その通りです！　「医療従事者の手指」や「手指の高頻度接触表面」を利用して広がっていく、それが私たちの生きる道なんです。なのでぇ、それをブロックするようなことは止めてほしいと、いっつも思っています。

 インタビュアー

最後に、もう1つ質問させてください。VREちゃんはどのような感染症を引き起こすことが得意ですか？

VREちゃん

えーっと、まず、声を大にして言いたいのは、私たちも『耐性菌の仁義』を大切にしている、ってことです。健康な人間には何にも悪さをしませーん。抵抗力が低下した人間だけに、感染症を発症させることにしてるんです。これだけは、すごく自慢できます。

ポイント

VREは日和見病原体である。

VREちゃん

どんな感染症を引き起こすのかと聞かれれば、尿路感染症、菌血症、髄膜炎

といった感じかなぁと思います。尿路感染症の場合はほとんどが院内感染で、尿道留置カテーテルや尿路系の閉塞が関連してます。通常はカテーテルを抜去すれば改善しちゃうんで、抗菌薬は必要ないんですけどね。

VREちゃん

　菌血症も尿道カテーテルや血管内カテーテル、潰瘍や熱傷とかから血流に入り込んで発症させます。ただ、敗血症性ショックを作り出すと目立っちゃうので、それはしないように気を付けてます。なので、敗血症性ショックが起きたときには、原因菌は私たちじゃなくって、緑膿菌のようなグラム陰性桿菌のことが多いんじゃないかと思います。髄膜炎はあんまり引き起こさないんですけど、頭部外傷や脳外科手術の患者、脳室内カテーテルや髄腔内カテーテルが挿入されている患者では、たまーに引き起こしちゃうことがあります。

インタビュアー

　よく解りました。これでインタビューは終わりたいと思います。ありがとうございました。

Reference

1) Kreiswirth B, et al：Evidence for a clonal origin of methicillin resistance in *Staphylococcus aureus*. Science 259(5092)：227-230, 1993

2) Crisóstomo MI, et al：The evolution of methicillin resistance in *Staphylococcus aureus*：similarity of genetic backgrounds in historically early methicillin-susceptible and -resistant isolates and contemporary epidemic clones. Proc Natl Acad Sci U S A 98(17)：9865-9870, 2001

3) Enright MC, et al：The evolutionary history of methicillin-resistant *Staphylococcus aureus* (MRSA). Proc Natl Acad Sci U S A 99(11)：7687-7692, 2002

4) Ito T, et al：Novel type V staphylococcal cassette chromosome *mec* driven by a novel cassette chromosome recombinase, *ccrC*. Antimicrob Agents Chemother 48(17)：2637-2651, 2004

5) Oliveira DC, et al：The evolution of pandemic clones of methicillin-resistant *Staphylococcus aureus*：identification of two ancestral genetic backgrounds and the associated *mec* elements. Microb Drug Resist 7(14)：349-361, 2001

6) Anstey NM, et al：Community-acquired *Acinetobacter* pneumonia in the Northern Territory of Australia. Clin Infect Dis 14(1)：83-91, 1992

耐性菌の井戸端会議②

登場人物（登場菌種）

ESBLさん ESBL産生菌

中堅の耐性菌で、長方形の体形をしている。

アウトローな部分はあるが、意欲に溢れている。

CREくん **カルバペネム耐性腸内細菌科細菌**

まじめな青年の耐性菌で、長方形の体形をしている。

王道を守って精進する、堅実派。

CNSくん **コアグラーゼ陰性ブドウ球菌**

気が弱い若年の耐性菌で、丸い体形をしている。

あまり自信がなく、影が薄いことを気にしている。

▶ ナレーション

　ESBLさんとCREくんが何やら、楽しそうに話をしています。聞き耳を立てて、聞いてみましょう。

CREくん

　それにしても、本当にビックリしましたよ、ESBLさん。あなたと僕は全く違う多剤耐性菌と思っていましたけど、どちらも「腸内細菌科細菌」が大きく関連しているんですね。僕はカルバペネム耐性の腸内細菌科細菌ですし、あなたはESBLを産生するグラム陰性桿菌で、主に腸内細菌科細菌ですよね。ですから、お互い大腸菌のこともあるし、クレブシエラ属やエンテロバクター属のこともあるんですね。

ESBLさん

　そうだな。俺のほうが少し、菌種の範囲が広いけどな。グラム陰性桿菌であればいいから、腸内細菌科細菌には属さない緑膿菌なんかでも、ESBL産生遺伝子さえ持てば、ESBL産生菌になれんだ。

CREくん

　巷では、大腸菌やクレブシエラ属のESBL産生菌が多いですから、腸内細菌科細菌のみがESBL産生菌になれると誤解されているかもしれませんね。ところで、あなたは『耐性菌の仁義』を知らないんじゃないかと心配している仲間が多いみたいですけど、どうなんですか？

ESBLさん

　何だ？　その『耐性菌の仁義』って。

CREくん

　「健康な人間には感染症を発症させない。抵抗力が低下した人間だけをターゲットにする」という仁義ですよ。これはMr. MRSAがいつも言っていることですよ。あなたは健康な人間でも感染症を発症させることがありますよね？健康な人間の膀胱炎や腎盂腎炎の原因菌が、あなただったのを見たことがありますよ。院内感染だけでなく、市中感染も多いんじゃないですか？　僕は、仁義から外れるようなことは絶対にしないです。

ESBLさん

　たまに、そういうこともあるけど、ちゃんと、抵抗力のない患者で感染症を発症させるようには努力してるぞ。健康な人間で感染症を引き起こしている奴には、まあクギを刺しておくからよ。だから、俺を多剤耐性菌倶楽部から除名するのは勘弁してくれないか？

ポイント

　ESBL産生菌では市中感染も見られる。

CREくん

　いいですよ。大丈夫です。他の耐性菌の仲間によく言っておきますね。

ESBLさん

　ところでさ、噂によると、お前さんには「怖がられているCRE」と「怖がられたいCRE」がいると聞いたんだが、本当か？

CREくん

　よく知ってますね。「怖がられているCRE」というのはCPE（カルバペネマーゼ産生腸内細菌科細菌）のことですよ。彼らはカルバペネマーゼを産生することができる、という特殊能力を持っているんです。カルバペネマーゼを産生する遺伝子さえ持てばCPEになれるんですよ。ちょうど、あなたのESBL産生遺伝子を持てばESBL産生菌になれる、というのと似ていますね。一方、「怖がられたいCRE」というのは、カルバペネマーゼは産生できないけど、様々な耐性機序を組み合わせてカルバペネム耐性になっている者たちなんです。

ポイント

　CREには「カルバペネマーゼ産生遺伝子を持つCPE」と「カルバペネマーゼ産生遺伝子を持たないCRE」がある。

ESBLさん

先日、「ステルス型耐性菌」っていうのをネットで見掛けたんだが、これはお前さんの仲間だろ。透明なのか？

CREくん

ああ、それはですね、CPEのなかで、カルバペネマーゼ産生遺伝子を持ってはいるけれど、カルバペネマーゼに感受性を示す者が「ステルス型」と呼ばれるんです。そして、彼は非常に優秀なんですよ。人間どもがカルバペネム耐性という条件でCPEを見付けようとしても、彼を見付けられないんですよ。その間に、カルバペネマーゼ産生遺伝子を周囲の細菌にバラ撒いてくれるんです。やはり、ステルスというのは有利なんですよ。

ポイント

カルバペネマーゼ産生遺伝子を持つが、カルバペネム系に感受性のあるCPEをステルス型耐性菌と言う。

ESBLさん

そうだな。ステルスってのは羨ましいよな。

▶ **ナレーション**

そこにCNSくんが元気なさそうに、しょんぼりと歩いてきました。

CNSくん

あ、ESBLさんとCREくん。お二人は元気ですか？

CREくん

やあ、こんにちは。元気がなさそうですけど、どうしました？

CNSくん

はぁ…（ため息）そう、僕はいつもこうなんです。あんまりウダツが上がら

なくって…。だって、お二人は血液培養で陽性となれば、「真の菌血症」として取り扱われて、ちゃんと抗菌薬治療の対象になりますよね。でも、僕の場合は「汚染菌」とか判断されて、無視されちゃうことがほとんどなんです。確かに、採血時に皮膚とかからボトルに侵入しますから、仕方がないことかもしれないんですけど…。

ポイント

CNSが血液培養にて検出されても、汚染菌のことがほとんどである。

ESBLさん

でも、お前さんは、あの有名なMr. MRSAと同じブドウ球菌なんだろ。有名人の親戚というのは、社会的に結構、有利なんじゃないのか？

CNSくん

そうでもないんです。Mr. MRSAの陰に隠れちゃいまして。有名になりたいです。

CREくん

まず、名前を変えるのはどうです？　CNSはコアグラーゼを作らないブドウ球菌のことですよね。そのほとんどは表皮ブドウ球菌ですし、表皮ブドウ球菌のなかでもメチシリン耐性のものを「メチシリン耐性表皮ブドウ球菌（MRSE：Methicillin Resistant *Staphylococcus epidermidis*)」というじゃないですか？MRSEですよ。MRSAと一文字違いだから、準有名になれると思いますよ。それに、君は『耐性菌の仁義』を必ず守っているじゃないですか？　これは、なかなかできないことだと思いますね。ESBLさんなんて、うっかり、健康な人間にも感染症を引き起こしちゃっているけど、君は絶対にそんなことしないですし。

ポイント

表皮ブドウ球菌はCNSの多くを占めており、メチシリン耐性のものをメチシリン耐性表皮ブドウ球菌（MRSE）と言う。

CNSくん

名前と仁義ですか…。そう言ってもらえますと、少し自信が付いてきました！　今後も、『耐性菌の仁義』を徹底的に守って、健康な人間には感染症を引き起こさないように頑張っていきます。

CREくん

いい心掛けですね。それで、健康な人間には感染症を引き起こさないように徹底する、ということですけど、どのような人間だったら、感染症を引き起こすつもりですか？

CNSくん

やっぱり、人工物が入っている人間をターゲットにしたいです。組織は異物が存在すると、病原体にとても弱くなるので、そこが狙い目だと思います。例えば、人工弁、ペースメーカー、除細動器、補助人工心臓、血管内カテーテルとかが入っている患者ですね。

CNSくん

整形外科手術では人工骨頭なんかが留置されるんで、これも僕らにとっての大切なお客様ですね。来客の際には、手術のときに、組織に入り込んで、ゆっくりと増殖するんです。また、手術後1年以内の人工弁感染性心内膜炎も引き起こしたりしています。新生児もターゲットですよ。新生児では創部膿瘍、肺炎、尿路感染、髄膜炎、腸炎、臍炎とかを引き起こしています。どうですか、『耐性菌の仁義』を守っていると言えますよね？

ポイント

CNSは人工物が挿入されている患者で感染症を引き起こす傾向にある。

ESBLさん

すごいな。パーフェクトじゃないか。ところで、お前さん、普段は何処に住んでるんだ？

CNSくん

人間の皮膚に常在細菌叢として住んでます。だから、手術部位感染では黄色ブドウ球菌に次いで多い原因菌として頑張っています。

CNSくん

〔再び元気なく〕…あの、そろそろ帰りますね。これから汚染菌のアルバイトがありますので…。

ESBLさん

あー…、元気出せよ！　また会おうな。

CREくん

そうですよ、また話しましょう。さようなら。

●「標準予防策＋接触予防策」編 II

■ ESBL産生菌：基質特異性拡張型βラクタマーゼ産生菌

インタビュアー

今回は、ESBLさんへインタビューをお願いしたいと思います。ESBLさん、お久しぶりです。

ESBLさん

よし、待ってました！　なかなか、インタビューに来ないから、ヤキモキしてたんだんよ。

インタビュアー

それは申し訳なかったです。最近、ESBLさんは飛ぶ鳥を落とす勢いの増加ぶりですね。人間たちは慌てふためいていますよ。

ESBLさん

　そんなに褒めてもらっちゃ、照れるなぁ。俺たちは1983年に欧州で報告されて、その後、世界中に広がったんだ。日本では、1995年に初めて報告され、2000年頃からは増加しているのさ。

 インタビュアー

　ところで、「ESBL」という聞きなれない名前ですが、何に由来しているんですか?

ESBLさん

　由来は「基質特異性拡張型βラクタマーゼ（Extended Spectrum β-Lactamase)」だ。この長い15文字だと、親しみを感じないだろ?　だから「ESBL」と名乗ってるのさ。

 インタビュアー

　おっと、「基質特異性拡張型βラクタマーゼ」というからには、細菌名じゃないんですね。βラクタマーゼの名称だったんですね。CREはカルバペネム耐性腸内細菌科細菌、MDRAは多剤耐性アシネトバクター、MDRPは多剤耐性緑膿菌というように、たいていは略語が細菌名を意味していますよね。ESBLが細菌名でなくβラクタマーゼの名称なことで、何か誤解をされることはないですか?

> **ポイント**
>
> ESBLは耐性菌名ではなく、βラクタマーゼの名前である。

ESBLさん

　そんなことがないよう、自己紹介のときは「ESBL産生菌」と名乗っているのさ。ESBLさえ産生していればESBL産生菌になれるから、大腸菌や肺炎桿菌のような腸内細菌科細菌だけじゃなく、緑膿菌なんかもESBL産生遺伝子を持てばESBL産生菌になれるんだよ。門戸が広くていいだろ。

インタビュアー

なるほど。ESBL産生遺伝子を持っているか否かが決め手ですね。ところで、ESBL産生遺伝子は1種類のみですか？

ESBLさん

いや、TEM型、SHV型、CTX-M型とかがあってな、それぞれのなかに、さらに数多くの種類があるんだ。日本での主流はCTX-M型だな。

ポイント

ESBLには色々な種類のものがあるが、日本ではCTX-M型が主流である。

ESBLさん

ESBL産生遺伝子はプラスミドって乗り物で細菌から細菌に移動できるから、異なる菌種にも拡がれるんだ。例えばだな、大腸菌から肺炎桿菌にESBL遺伝子が移動することはよくある。だから、ESBL産生菌で多いのは大腸菌と肺炎桿菌だな。

ポイント

ESBL産生遺伝子はプラスミドに乗って細菌から細菌に移動できる。異なる菌種にも移動できる。

インタビュアー

そもそも、ESBLはどのように誕生したβラクタマーゼなんですか？

ESBLさん

もともとは、ペニシリナーゼだったんだ。ペニシリナーゼはペニシリン系を分解できるが、セファロスポリン系を分解できない。だが、このペニシリナーゼの遺伝子が突然変異して、第3世代・第4世代セファロスポリン系も分解できるようになったのがESBLだ。ただ残念ながら、カルバペネム系やセファマイシン系は分解できないんだな。

🎤 **インタビュアー**

よく解りました。それでは、ESBLさんはどのような人間に、どのような感染症を引き起こしますか?

ESBLさん

「長期入院」「長期にわたる人工呼吸器管理」「尿道カテーテルや中心静脈カテーテルの長期留置」「抗菌薬の使用歴」なんて患者がターゲットだな。感染症としては、人工呼吸器関連肺炎、尿路感染症、胆道感染症、手術部位感染症とかを引き起こしている。

ESBLさん

俺たちは健康な人間で感染症を引き起こすこともある。このときは、大腸菌が主役だから、腎盂腎炎とかの尿路感染症がほとんどだ。市中でもESBL産生菌の無症候性腸管内保菌者が増えてるから、ESBL産生大腸菌による尿路感染は今後も増えてくだろうな。

ESBLさん

こんなことを言うと、「耐性菌の仁義はどうした!」と叱られそうだが、これからの耐性菌は、健康な人間でも感染症を引き起こさないと、時代に遅れちまう。将棋の世界と同じだな。若手棋士はコンピュータの将棋ソフトを駆使して台頭し、将棋ソフトは使わないとこだわっている古い棋士は時代の流れから取り残される。俺たちは、『耐性菌の仁義』を尊重しつつ、新しい耐性菌の時

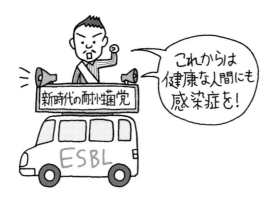

代の幕開け役になりたいと思ってるのさ。

🎤 インタビュアー

新しい耐性菌の時代とは、先進的な考え方ですね。インタビューへのお答え、ありがとうございました。よく理解できました。また、会いたいですね。それでは、さようなら。

⬛ CRE・CPE：カルバペネム耐性腸内細菌科細菌・カルバペネマーゼ産生腸内細菌科細菌

🎤 インタビュアー

最近、CREくんがマスコミを賑わせているようなので、そのコツを聞いてみましょう。CREくん。こんにちは。

CREくん

どうも、こんにちは。

🎤 インタビュアー

CREくん。最近、君はとても注目されていますね。CDCが「悪夢の耐性菌（nightmare bacteria）」と呼んでいるので、世界中が危機感を強めていますよ。そのことは知っていますか？

CREは「悪夢の耐性菌」と言われる多剤耐性菌である。

 CREくん

　もちろん、知っていますよ。CDCのホームページにしっかりと記載されていましたからね。いつか、Mr. MRSAのような超有名バイキンになりたいと考えています。「悪夢の耐性菌」でなく、「悪魔の耐性菌」と呼ばれることを目指しています。

 インタビュアー

　すごい意気込みですね。その意気込みでやれば、何でもできるかもしれませんね。ところで、どうしてCREくんはそんな風に人間に警戒されるのですか?

 CREくん

　おそらく、「最後の切り札」と言われている広域抗菌薬のカルバペネム系に耐性だからでしょうね。「最後の切り札」に平気なので、「悪夢」なんだと思います。

 インタビュアー

　そういうことでしたか。カルバペネム系に耐性、というのが売りなんですね。具体的にはどのようにして耐性化をしていますか?

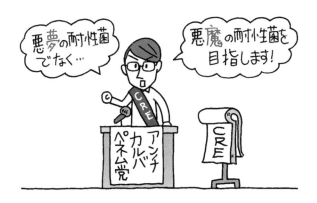

CREくん

　最も簡単な方法はカルバペネマーゼを産生することですよ。これはカルバペネム系を破壊する酵素なので、これを作り出せればカルバペネム系に耐性となれます。僕たちを過小評価しないでもらいたいのは、CRE は様々な抗菌薬に対する耐性遺伝子を同時に保有していることが多いので、アミノグリコシド系やフルオロキノロン系などにも耐性を示す場合が多いんです。つまり、しっかりと多剤耐性なんですよ。

 インタビュアー

　うわ、すごいですね。カルバペネマーゼというのは聞いたことがありますが、1種類だけですか？

CREくん

　いや、いくつかありまして、米国ではKPC型、インドやパキスタン地域ではNDM型、欧州ではOXA-48型などがあります。日本ではIMP型ですね。世界中で地域色のある、ご当地もののカルバペネマーゼを産生しています。旅行に行った際には、是非、お土産として持って帰ることをお奨めします。

ポイント

　カルバペネマーゼには地域によって異なるものが流行している。日本ではIMP型が主流である。

 インタビュアー

　なるほど。つまり、CREくんたちは全員がカルバペネマーゼを産生している、と考えていいということですか？

CREくん

　それは間違った考え方ですよ。カルバペネマーゼを産生しないCREもいます。彼らは「AmpC型βラクタマーゼの過剰産生＋外膜の変化（ポーリンの減少や欠失)」というテクニックを用いてCREの仲間になっています。だから、彼

らのような耐性菌と区別するために、カルバペネマーゼを産生する腸内細菌科細菌を特別に「カルバペネマーゼ産生腸内細菌科細菌（CPE：Carbapenemase Producing *Enterobacteriaceae*)」と呼んでいます。

カルバペネマーゼを産生する腸内細菌科細菌を「カルバペネマーゼ産生腸内細菌科細菌」と呼んでいる。

 インタビュアー

おお、スゴイ、二重構造になっていますね。CREのなかにCPEがいる、ということですね。

CREくん

基本的にはそうなんですが、CPEでありながら、カルバペネム系に感受性を示すステルス型があることは忘れないでくださいね。CPEはカルバペネマーゼ産生遺伝子を持っていますから、人間どもには相当の恐怖みたいですよ。カルバペネマーゼ産生遺伝子がプラスミド上に存在しているため、腸内細菌科細菌のなかの他菌種にまで伝達されることが恐怖の理由だと思います。このプラスミドの伝達により、カルバペネム感性の腸内細菌科細菌が耐性化しますから。

CREくん

そのため、CPEは「標準予防策＋接触予防策」で、CPE以外のCREは「標準予防策」を用いて対応しようと言われているわけです。

CPEは「標準予防策＋接触予防策」で、CPE以外のCREは「標準予防策」を用いて対応されている。

 インタビュアー

それでは、CREくんは、どのような人間に、どのような感染症を引き起こ

しますか？

CREくん

　やはり、大腸菌や肺炎桿菌などの腸内細菌科細菌が引き起こす感染症になりますから、尿路感染症、菌血症・敗血症、肺炎、胆嚢炎・胆管炎、腹膜炎といったところでしょうか。もちろん、抵抗力の低下している患者（手術患者、免疫抑制の患者、抗菌薬の長期使用患者など）で発症するように努力をしています。『耐性菌の仁義』は必ず守ります。

 インタビュアー

　素晴らしいです。色々な感染症を引き起こせるのですね。そろそろ時間になりましたので、インタビューは終わりたいと思います。ありがとうました。

CNS：コアグラーゼ陰性ブドウ球菌

 インタビュアー

　CNSくん。こんにちは。インタビューしてもいいですか？

CNSくん

　〔モジモジしながら〕いいですけど…難しい質問はダメですよ。自信がないですから…。

 インタビュアー

　大丈夫です。心配しないでください。CNSくんはMr. MRSAの親戚との噂を聞いていますが、実際にはどうなんですか？

CNSくん

　うわ、やっぱり、難しい質問がきた！　でも、何とか答えます。ブドウ球菌は、コアグラーゼという血漿を固める酵素を産生するかどうか、が重要です。この酵素を産生するのが「黄色ブドウ球菌」で、産生しないのが「コアグラー

ゼ陰性ブドウ球菌（CNS：Coagulase Negative Staphylococci）」です。CNSには30以上の菌種がありますが、表皮ブドウ球菌が最も感染症を引き起こす菌種です。また、通常はメチシリンやその他の抗菌薬に耐性です。

ポイント

　コアグラーゼを産生するブドウ球菌を「黄色ブドウ球菌」と言う。産生しないブドウ球菌を「コアグラーゼ陰性ブドウ球菌」と言う。

🎤 **インタビュアー**

　なるほど。CNSくんはメチシリンやその他の抗菌薬に耐性なので、耐性菌の仲間と考えていいんですね。

💬 **CNSくん**

　メチシリン耐性について、少し説明を追加させてください。メチシリン耐性の黄色ブドウ球菌を「メチシリン耐性黄色ブドウ球菌（Methicillin Resistant *Staphylococcus aureus*）」と言います。同様に、メチシリン耐性の表皮ブドウ球菌を「メチシリン耐性表皮ブドウ球菌（Methicillin Resistant *Staphylococcus epidermidis*）」と言います。ですから、メチシリン耐性CNSというのはMRSEのことです。

💬 **CNSくん**

　CNSと呼ばれても、あまりウダツが上がらない僕らですが、MRSEと呼ばれると少し自信が付きます。やはり、超有名人のMr. MRSAの威光は大きいなと感じます。

🎤 **インタビュアー**

　ところで、CNSくんはどのような感染症を引き起こすのですか？

💬 **CNSくん**

　基本的に人工物がない限り、感染症を引き起こさないようにしています。通

常、「中心静脈カテーテル関連血流感染」「手術部位感染（人工物や異物がインプラントされているとき）」を引き起こしています。僕らの感染症は症状が乏しいことが多いので、発熱などの全身症状はほとんど見られないと思います。ですが、人工弁心内膜炎では急速、かつ生命危機のある状況になることが多くなるように工夫しています。

ポイント

CNSは人工物が挿入されている組織で感染症を引き起こす傾向にある。症状は乏しいことが多い。

CNSくん

僕たちCNSはバイオフィルムを作り出すことも得意なので、感染した人工物は除去しないと治癒はできないと思います。感染症の治療としては黄色ブドウ球菌と同じですが、血行性の播種はほとんどできないので、治療の目的は感染巣のコントロールだけです。

インタビュアー

CNSくんが、血液培養で検出されても無視される、と嘆いていたという噂があります。その真偽はどうですか？

CNSくん

…その噂は本当です。僕たちは正常な皮膚の常在細菌叢として生きてますので、血液培養で最も頻度の高い汚染菌にならざるを得ません。実際、血液培養でCNSが陽性の場合でも、約82%の陽性例が汚染菌によると言われています[1]。そのため、培養陽性が汚染なのか、真の感染なのかを識別することは難しいと思います。ただ、血液培養のボトルが1本だけ陽性の場合や、複数菌が検出された場合には、残念ながら汚染菌と考えてほぼ間違いないと思います。

ポイント

CNSは血液培養で最も頻度の高い汚染菌である。

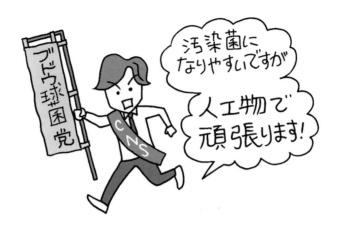

🎤 インタビュアー

　CNSのなかでも、スタフィロコッカス・ラクドネンシス（*Staphylococcus lugdunensis*）という異端児がいると聞いていますが…？

💬 CNSくん

　そうなんです。ラクドネンシスくんは他のCNSの仲間とは違って、もともと病原性が高く、異物がなくても、健康な人間であっても、感染症を引き起こします。症状は黄色ブドウ球菌に似てまして、心内膜炎（人工弁および自然弁）、菌血症、皮膚・軟部組織感染、化膿性関節炎、人工関節感染症、骨髄炎などを引き起こします。ただ、ペニシリン系を含む多くの抗菌薬に感受性があるので、多剤耐性菌ではないことになります。

ポイント

　CNSは日和見病原体であるが、CNSであるスタフィロコッカス・ラクドネンシスは健康な人であっても感染症を引き起こすことがある。

🎤 インタビュアー

　色々と解りしました。これで、インタビューは終わりたいと思います。ありがとうございました。

■「標準予防策＋接触予防策」の実践方法

▶ ナレーション

　通常、感染対策は人間の立場から考えます。つまり、多剤耐性菌をどのようにすれば、蔓延を防ぐことができるのかという視点です。ですがここでは、耐性菌の立場から感染対策を考えてみましょう。彼らが、どのように感染対策の盲点をついて、アウトブレイクを引き起こしているのかを探ることができるからです。今回は、「多剤耐性菌」の代表として、CPEくんに答えてもらいます。

🎤 インタビュアー

　多剤耐性菌の仲間にはCPEくんの他にも、MDRPくんやMDRAくんがいますが、皆さんが病院に求める感染対策というのは、どのようなものでしょうか？

> 多剤耐性菌

　多剤耐性菌の代表として、CPEの僕が回答させていただきます。僕たちが病院に求める感染対策というのは「手指衛生をしない医療従事者」を育てることです。「忙しいから、手指衛生をする時間がない」とか、「身近な所にアルコール手指消毒薬が置いてないから、手指衛生は止めた」といった医療従事者が大切なのです。僕たち、多剤耐性菌の主要な伝播経路は「医療従事者の手指」なので、手指衛生は大変困ります。

ポイント ▶

　多剤耐性菌の主要な伝播経路は「医療従事者の手指」である。

🎤 インタビュアー

　そうですか。逆に言うと、手指衛生が皆さんの弱点なのですね。

> 多剤耐性菌

　まさしく、その通りです。幸い、どの病院も手指衛生をしない医療従事者がしっかりと育っているので、安心しています。2009年にWHOが『手指衛生の5つのタ

イミング』というのを公開したのですが、あれには、焦りました。あんなことをされたら、僕たち耐性菌は困ってしまいます。あのときは、僕たち耐性菌も国際会議を開催して、「5つのタイミングを如何にして食い止めるか？」という議論をしていました。幸い、議論もするまでもなく、ほとんど守られていないので喜んでいます。

> **ポイント**
>
> WHOの『手指衛生の5つのタイミング』は多剤耐性菌の伝播を遮断するのに極めて有効である。

インタビュアー

「手指衛生をしない医療従事者」の他に、病院に求める感染対策には何がありますか？

多剤耐性菌

「標準予防策をしよう」というスローガンのみで満足する病院が好みです。新人看護師や研修医に「標準予防策をしよう」と言葉だけで教育する病院のことです。僕たち、耐性菌はまともに標準予防策を実施されたら、ひとたまりもありません。全耐性菌が撃沈してしまいます。標準予防策の完全遂行だけは絶対に阻止しなければなりません。スローガンのみであれば全然問題ありません。

インタビュアー

スローガンとか完全遂行とか、よく解らないので、例をあげて、もう少し説明してもらえますか？

多剤耐性菌

色々な病院の感染対策チームの様子をみてみますと、「当院では標準予防策を実施しています」とは言っているみたいです。ですが、標準予防策ができるようになるためには、相当の訓練が必要となります。それは、手指衛生の遵守率の低さを考えてみれば、容易に理解できると思います。個人防護具の着用のタイミングだって、不適切なことが多いと思います。

多剤耐性菌

　標準予防策では、多剤耐性菌の患者の身体やその周囲の環境に、医療従事者の体が触れることが予想されるときにガウンを着用しなければならないのですが、そのことに無頓着な医療従事者がいます。また、多剤耐性菌を気道に保菌している患者の吸痰処置をするときには、フェイスシールドなどを着用する必要がありますが、それをしない医療従事者もいます。僕たちはこのような有難い医療従事者の白衣などに付着して、患者から患者に移動できるのです。

ポイント

　標準予防策は多剤耐性菌対策として極めて有効だが、実践することが難しい。

 インタビュアー

　CPEくんやMDRPくん、MDRAくんを保菌や発症している患者には、標準予防策に加えて、接触予防策も必要と言われますが、そこのところは如何でしょうか?

多剤耐性菌

　標準予防策が実行されていると、接触予防策がなくとも僕たちの伝播を防がれてしまいます。というのは、僕たちの伝播経路である「医療従事者の手指」が消毒され、白衣などが汚染しそうなときにはガウンを着用されてしまうから。

多剤耐性菌

　彼らは標準予防策が実行できないから、接触予防策を加えているのです。医療従事者が手指衛生をサボっても、周囲のスタッフに気付かれません。個人防護具を適切に着用していなくても、病室外に出てしまえば、バレることはありません。ですが、接触予防策では病室に入室するときに必ず、ガウンと手袋を着用することになっているので、標準予防策を実行しない医療従事者でも、ごまかすことはできないのです。

 インタビュアー

　標準予防策を完全実施している病院では、接触予防策は必ずしも必要ない、

ということですね。

その通りです。僕たちの伝播経路の遮断には標準予防策で十分だからです。

ポイント

標準予防策が確実に実施されていれば、多剤耐性菌対策として接触予防策は必ずしも必要ない。

 インタビュアー

ということは…、標準予防策が不十分な病院であっても、接触予防策が併用されていれば、耐性菌の皆さんは窮地に追い込まれるということなのですね。

多剤耐性菌

そうでもないですよ。確かに、接触予防策を併用されると、僕たちもやりにくいのですが、そもそも、標準予防策をしない輩は手袋やガウンを取り外した後の手指衛生をしないです。僕たちは、接触予防策が実施されていても、手指衛生をしない医療従事者に狙いを定めて、突破口を探しますので、問題ありません。

ポイント

接触予防策ではガウンや手袋を取り外した後の手指衛生が重要である。

 インタビュアー

なるほど、安心しました。それでは時間となりましたので、インタビューを終わりたいと思います。ありがとうございました。

Reference

1) Weinstein MP, et al：The clinical significance of positive blood cultures in the 1990s：a prospective comprehensive evaluation of the microbiology, epidemiology, and outcome of bacteremia and fungemia in adults. Clin Infect Dis 24(4)：584-602, 1997

7日目

日目

耐性菌対策
その3

耐性菌の井戸端会議③

登場人物（登場菌種）

PRSPさん　ペニシリン耐性肺炎球菌

中年の耐性菌で、雪だるまのように丸が2つの体形をしている。

多くの同胞がいて、そのリーダー格の女性。

BLNARくん　βラクタマーゼ非産生アンピシリン耐性インフルエンザ菌

壮年の耐性菌で、長方形の体形をしている。

長年の戦いで、戦友の「Hib」は疲弊している。

MDR-TB翁　多剤耐性結核菌

高齢の耐性菌で、長方形の体形をしている。

多くの耐性を獲得した、仙人のような存在。

▶ ナレーション

PRSPさんとBLNARくんが参加し、MDR-TB翁の主催による勉強会が行わ

れています。MDR-TB翁は長老であり、耐性菌の世界で最も著名な存在です。

MDR-TB翁

さて諸君、儂ら、結核菌について何か知っておるかね。

PRSPさん **BLNARくん**

よく、存じ上げております。結核はエジプトのミイラで痕跡が見付かるなど、人類の歴史とともにある古い病気と言われています。そのような感染症を引き起こす結核菌の皆さまを知らない者はおりません。

MDR-TB翁

その通りじゃ。儂の仲間は古代エジプトでもすでに活躍しておったのじゃよ。そのなかでも儂が多剤耐性結核菌（MDR-TB）と言われるのはどうしてかのぅ？

PRSPさん **BLNARくん**

結核菌のなかでも、イソニアジドとリファンピシンに耐性となられたからだと考えます。そして、「超多剤耐性結核菌（XDR-TB）」は「イソニアジドとリファンピシンへの耐性」＋「すべてのフルオロキノロン系への耐性」＋「3種類の注射用第2選択薬（アミカシン、カナマイシン、カプレオマイシン）のうち少なくとも1剤に耐性」の結核菌を示します。

ポイント

イソニアジドとリファンピシンに耐性の結核菌を「多剤耐性結核菌（MDR-TB）」と言う。

ポイント

「イソニアジドとリファンピシンへの耐性」＋「すべてのフルオロキノロン系への耐性」＋「3種類の注射用第2選択薬（アミカシン、カナマイシン、カプレオマイシン）のうち少なくとも1剤に耐性」の結核菌を「超多剤耐性結核菌（XDR-TB）」と言う。

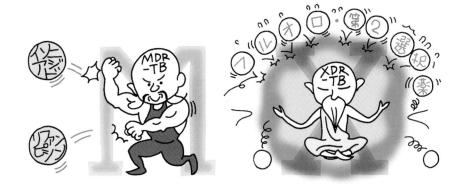

MDR-TB翁

　おお、よく知っておるの。ビックリじゃよ。実を言うと、儂は諸君に親しみを感じているのじゃ。PRSPさんもBLNARくんも、儂に似たところがあるからのぉ。

PRSPさん　**BLNARくん**

　何なのですか？　その似たところというのは…。

MDR-TB翁

　『耐性菌の仁義』というのがあるじゃろう。健康な人間には感染症を引き起こさない、というものじゃよ。そして、儂ら3人はこの仁義から外れることが多い、という共通点があるのじゃ。確かに、『耐性菌の仁義』は大切なことじゃから、儂も守るように努力はしておるぞ。健康な人間に感染しても、多くは潜在性結核感染となるだけで、結核を発症させないのじゃ。潜在性結核感染というのは、結核菌に感染しても何も症状を出さない状態のことじゃな。だから、回りの人間に結核菌を伝播することもない。だがのぅ、どうしても我慢ができんときがあって、潜在性結核感染の人間のうちの約5～10％で結核を発症させてしまうのじゃよ。特に、感染して2年以内は発症させやすいのじゃ。これでも、『耐性菌の仁義』を守るために、HIV感染者や高齢者などの抵抗力が低下しておる人間で結核を発症させるように、努力をしているのじゃよ。もちろん、これはMDR-TBだけの限ったことでなく、結核菌の仲間全体のことじゃがな。

　結核菌に感染すると、潜在性結核感染となる。潜在性結核感染は無症状であり、感染性もない。

　潜在性結核感染の人の約5〜10％が結核を発症する。特に、感染して2年以内は発症しやすい。

PRSPさん　BLNARくん

　そうなのですか。結核菌に感染すれば、誰でも発症すると思い込んでいました。

MDR-TB翁

　諸君は、結核菌が空気感染しかできないことも知っておるかな？　儂ら結核菌は、肺結核や喉頭結核の患者が咳をするときに飛び出す飛沫核に乗って、空気中を浮遊し、それを人間が吸い込み、そのまま肺胞まで到着してやっと感染できるのじゃよ。飛沫に乗れたとしても、飛沫は重く、途中の気道粘膜に捕まってしまい、喀痰として吐かれてしまうのじゃ。ゆえに、飛沫核を産生する肺結核や喉頭結核の患者だけが感染性を持っておるのじゃ。腸結核やリンパ節結核の患者は飛沫核を産生しないから、感染性はないのじゃよ。このような残念な性質は、MDR-TBやXDR-TBも変わらないところじゃな。ところで、諸君の感染経路はどうなっておるのじゃ？

　結核菌は空気感染しかできない。飛沫感染できない。

PRSPさん

　私 は咳、クシャミなどで飛沫感染をいたします。

BLNARくん

　小生も同じく、飛沫感染になります。

ポイント

肺炎球菌およびインフルエンザ菌は飛沫感染する。

MDR-TB翁

儂は空気感染で、諸君は飛沫感染なのじゃな。ところで、諸君のことをもっと詳しく知りたいと思うのじゃが、少し自己紹介をしてもらえるかのぅ。

PRSPさん

では、私から。私は「ペニシリン耐性肺炎球菌（PRSP）」と申します。名前の通り、肺炎球菌がペニシリン系に耐性となる場合にPRSPと呼ばれております。肺炎球菌は健康な人間の鼻咽頭に常在していることが多く、ときどき、急性中耳炎、急性鼻副鼻腔炎、市中肺炎などを引き起こしております。ただ、肺炎球菌を保菌したからといって、必ず感染症を発症するということではありません。

MDR-TB翁

では、肺炎球菌の仲間が「PRSP」という称号をもらうには、どうしたらいいのかね。

PRSPさん

称号だなんて…。恐れ入ります。ペニシリンの感受性によって、PRSPになれるかどうかが決定いたします。そこにはダブルスタンダードがあります。髄膜炎では「MIC≧0.12μg/mL」、髄膜炎以外の感染症では「MIC≧8μg/mL」でPRSPとなります。すなわち、MICが同じであっても、検出された場所によってPRSPと言われたり、言われなかったりいたします。

ポイント

ペニシリンへの感受性が髄膜炎では「MIC≧0.12μg/mL」、髄膜炎以外の感染症では「MIC≧8μg/mL」の肺炎球菌を「ペニシリン耐性肺炎球菌（PRSP）」と言う。

MDR-TB翁

どうして、そのような面倒なことになっておるのじゃ？

PRSPさん

　肺炎球菌の感受性の定義は、もともとは髄膜炎を対象とされておりました。しかし、髄液でのペニシリン濃度は、肺胞や血漿での濃度と比較すると著しく低いので、髄液でペニシリン耐性と判断されても、急性中耳炎、急性鼻副鼻腔炎、市中肺炎では感受性を示すことが多かったのです。すなわち、PRSPと判断されていても、髄膜炎以外にはペニシリンが有効でしたので、臨床現場でPRSPにペニシリンが頻用されるという矛盾が生じておりました。これを解消するために、「髄膜炎」と「髄膜炎以外の感染症」に分けて、判断されるようになりました。

MDR-TB翁

　そうだったのじゃな。現実に合わせた対応、ということじゃのう。最近、肺炎球菌ワクチンが頻用されるようになり、お主らが大変苦しんでおるという噂を耳にしたが、どうなのかね？

PRSPさん

　ああ！　「聞くも涙、語るも涙の物語」を聞いて下さるんですか？　本当に、これには参っております。肺炎球菌ワクチンには、23価肺炎球菌莢膜多糖体ワクチン（ニューモバックス®NP）と13価肺炎球菌結合型ワクチン（プレベナー13®）の2つがございます。多糖体ワクチンのほうは、65歳以上のすべての成人と2歳以上のハイリスクの人間に接種されます。結合型ワクチンのほうは、65歳以上の成人と月齢2ヶ月以上6歳未満の小児に接種されます。これらのせいで、私たちは大変住みにくくなっているのです！

ポイント

　肺炎球菌ワクチンには、23価肺炎球菌莢膜多糖体ワクチンと13価肺炎球菌結合型ワクチンがある。それぞれ、接種できる年齢が限られている。

154

MDR-TB翁

13価とか23価とか言っておるが、いったい何じゃね、それは…。

PRSPさん

ご説明が足りず、申し訳ありません。実は、私たち肺炎球菌は莢膜という衣服を着ておりまして、それが90種類以上ございます。そのなかの、13種類に有効か、23種類に有効かで、13価とか23価と言います。

MDR-TB翁

ふむ、90種類以上あるのに、ワクチンはその一部だけが対象じゃと…。しかし、一部なのに、なぜお主らはワクチンに苦しめられておるのじゃ？

PRSPさん

実は私たち、90種類以上の肺炎球菌のすべてが感染症を引き起こしている訳ではございません。肺炎や髄膜炎を頻繁に引き起こす莢膜型を着ている者がおりまして、その者に対するワクチンが作成されてしまっているのです。主戦力となる仲間が対象にされ、大変苦しんでおります。

MDR-TB翁

それじゃったら、23価のほうが13価よりも数が多いから、23価がより脅威なのじゃな。「大は小を兼ねる」と言うじゃろ？

PRSPさん

確かに、そう思われるかもしれませんが、莢膜多糖体ワクチンと結合型ワクチンには大きな違いがございます。莢膜多糖体ワクチンでは、接種しても免疫の記憶が残らないのですが、結合型ワクチンは残るのです。ですから、「記憶には残りにくいが、多くの莢膜型に対応しているワクチン」と「記憶には残るが、対応する莢膜型が少ないワクチン」ということになります。実際、結合型ワクチンは効果が絶大なため、私たちは、ほとほと困っております。子どもたちの髄膜炎なんて、激減してしまいました。

MDR-TB翁

諦めてはダメじゃよ。耐性菌はしぶとくなきゃいかん。何か策は考えているのじゃな？

PRSPさん

はい、次善の策を立てております。ワクチンが含んでいない莢膜型の肺炎球菌の仲間に尽力してもらいます。

MDR-TB翁

なるほど。そうすれば、ワクチンの影響を受けずに済むからのぉ。何とかなるものじゃな。安心したよ。次は、BLNARくん。君の番じゃ！　君について、少し教えてくれないかのぅ？

BLNARくん

はい。ありがとうございます。小生たちも人間の気道に住み着いています。すでにお話ししたように、咳やクシャミしたときの飛沫で感染します。感染症としては、急性中耳炎、急性鼻副鼻腔炎、市中肺炎などを引き起こしますが、小児では細菌性髄膜炎も引き起こします。

MDR-TB翁

BLNARという、何だか「ブルドック」みたいな名前は何じゃ？

BLNARくん

「ブルドック」なんて、初めて言われたのですが…。もともと、小生たちインフルエンザ菌の仲間の一部はβラクタマーゼを産生していました。そのため、βラクタマーゼで不活化できる抗菌薬には耐性でした。しかし、人間どもはβラクタマーゼ阻害薬を含有した抗菌薬で攻撃をし始めたものですから、とても苦しみました。それに対抗して、βラクタマーゼの産生を諦め、PBPを変異させることによって耐性化したのです。これが「βラクタマーゼ非産生アンピシリン耐性（BLNAR：β-Lactamase Negative Ampicillin Resistant）」なのです。

ポイント

BLNARはPBPを変異させることによって耐性化したインフルエンザ菌である。

MDR-TB翁

よく解った。それでは、「Hib」という者も君たちの仲間だと思うのじゃが、これはいったい何のことなのかのぅ？

BLNARくん

小生たち、インフルエンザ菌の正式名称は「ヘモフィルス・インフルエンザ（*Haemophilus influenzae*）」です。莢膜を着ている有莢膜株と、着ていない無莢膜株がいまして、通常、有莢膜株のほうが病原性が強いのです。有莢膜株にはa〜f型の6種類があるのですが、そのなかでも、特にb型が最も病原性が高く、乳児や小児の菌血症や髄膜炎などの侵襲性感染症を引き起こします。このb型のインフルエンザ菌を「Hib（*Haemophilus influenzae* type b）」と呼んでいます。

ポイント

ヘモフィルス・インフルエンザには莢膜を持つ有莢膜株と、持っていない無莢膜株があり、通常、有莢膜株のほうが病原性が強い。

ポイント

有莢膜株にはa〜f型の6種類があり、そのなかでも、特にb型が最も病原性が高く、乳児や小児の菌血症や髄膜炎などの侵襲性感染症を引き起こしている。このb型のインフルエンザ菌を「Hib（*Haemophilus influenzae* type b）」と呼んでいる。

MDR-TB翁

うむ、ありがとう。知らないことばかりじゃったよ。今日はこれまでとして、また、次回の勉強会で会うとしようかのぅ。

●「標準予防策＋飛沫予防策」編

■ PRSP：ペニシリン耐性肺炎球菌

▶ ナレーション

　色々な衣服を着た、丸い小柄な同じ大きさのメンバーが大勢います。そのなかの代表者にインタビューをすることになりました。

 インタビュアー

　こんにちは、もしかして、PRSPさんですか？

PRSPさん

　はい、そうです。

 インタビュアー

　あなたにインタビューをしたいのですが、まず、「PRSP」について教えてもらえますか？

PRSPさん

　ご質問をありがとうございます。肺炎球菌の仲間の一部が「PRSP」という称号を得ることができます。これは大変名誉なことでして、私（わたくし）たち肺炎球菌の仲間は、誰もがいつかはPRSPになりたいと目指しております。ちょうど、人間の世界でいう「伯爵」や「男爵」といった爵位のようなものになります。

 インタビュアー

　それは名誉な称号ですね。どのような条件がそろえば、その称号を獲得できますか？

PRSPさん

　髄膜炎ではペニシリンに対して「MIC$\geqq 0.12\mu$g/mL」となることであり、

髄膜炎以外の感染症では「MIC ≧ 8 μg/mL」となることです。活躍の場で称号を獲得する条件が異なるのです。そのため、同じ肺炎球菌であっても、髄膜炎を引き起こしているときにはPRSPと呼ばれ、髄膜炎以外の感染症のときには、PRSPと呼ばれないことがあります。

 インタビュアー

髄膜炎のほうがPRSPの称号を得ることができる条件が緩いというとですね。それでは、髄膜炎ではPRSPの割合は高くなるのでしょうか？

PRSPさん

その通りです。髄膜炎以外の感染症でのPRSPの割合は1％未満ですが、髄膜炎では約45〜50％になります。

 インタビュアー

あなた方肺炎球菌は、肺炎や髄膜炎などを引き起こすとのことですが、健康な成人や小児にも感染症を引き起こすのでしょうか？　もし、PRSPが髄膜炎などを健康な人間にも発症させたら、『耐性菌の仁義』を守っていないということになりますが、そこはどうなのですか？

PRSPさん

そうですね。確かに、『耐性菌の仁義』を守っていないと言われればそれまでですが、私たちも耐性菌であるからには、『耐性菌の仁義』に敬意を持っております。ですから、「インフルエンザに罹患して弱っている人間」「アルコール中毒の人間」「タバコ大好きで、肺がボロボロの人間」「慢性閉塞性肺疾患のある人間」「脾臓のない人間や脾臓の機能が低下している人間」「免疫不全の人間（HIV感染など）」に標的を絞りまして、侵襲性肺炎球菌感染症を引き起こすようにしています。侵襲性肺炎球菌感染症というのは、本来無菌である髄液や血液から肺炎球菌が分離された状況のことを示しまして、髄膜炎、菌血症、菌血症を伴う肺炎などがあります。

ポイント

　侵襲性肺炎球菌感染症は、本来無菌である髄液や血液から肺炎球菌が分離された状況である。髄膜炎、菌血症、菌血症を伴う肺炎などである。

 インタビュアー

　『耐性菌の仁義』は皆さんが意識されているのですね。よく解りました。インタビューを受けていただき、ありがとうございました。

■ BLNARインフルエンザ菌 : βラクタマーゼ非産生アンピシリン耐性インフルエンザ菌

 ナレーション

　街角で、何やらブツブツ言っている耐性菌がいました。どうやら、BLNARくんのようです。近付きにくい感じもしますが、仕事なのでインタビューをしましょう。

 インタビュアー

　こんにちは、もしかして、BLNARくんですか？

BLNARくん

　〔難しい顔をして〕……。

 インタビュアー

　難しい顔をして悩んでいるようですが、何かお困りですか？

BLNARくん

　困るも何もないですよ。最近の人間どもには、ほとほと困っているんです。抗菌薬との戦いで、小生たちも進化を続けているのですが、奴らといったら、ワクチンまで使用してきまして、もう、理不尽すぎますよ。

インタビュアー

そんなに気を落とさず、困り事を話してもらえますか？

BLNARくん

　話したからといって、何も解決しないと思いますけど…。まあ、いいです。奴ら人間に言いたいことは2つあります。

BLNARくん

　小生たちは本名を「ヘモフィルス・インフルエンザ」と言います。「インフルエンザ菌」とも言われますが、未だに「インフルエンザウイルス」と間違える人間がいるのです。確かに、大昔にはインフルエンザの原因菌として間違えられたことがありますが、21世紀になってまでも、混乱しないでもらいたいです。これが1つ目です。

BLNARくん

　また、小生たちは平和に暮らしながら、髄膜炎などを引き起こしていたのに、人間どもはペニシリンを使用して、小生たちを攻撃してきたのです。それに応戦するために、小生たちはβラクタマーゼを産生して反撃に出ました。そしたら奴ら、今度はβラクタマーゼ阻害薬を含有した抗菌薬という新兵器で再攻撃してきたんです。これには相当困りました。しかし、小生たちもいつまでもやられ続けるわけにはいかないので、PBPに変化を加えて、その新兵器に耐性化してやりました。これを「βラクタマーゼ非産生アンピシリン耐性（BLNAR：β-Lactamase Negative Ampicillin Resistant）」と言います。βラクタマーゼなんかにはもう頼りません。これが2つ目です。

BLNARくん

　人間どもが抗菌薬を使用する限りは、小生たちも何らかの対処法を取ることが可能なのですが、最近はワクチンを開発してきたのです。これはBLNARであろうがなかろうが、インフルエンザ菌であればすべて有効なんです。もう無差別兵器ですよ。毒ガスみたいなものです。人間の世界にだって、戦争に毒ガ

スは使用してはいけないという条約があります。小生たちも、ワクチンを使用しないという条約を人間と結びたいところです。

インタビュアー

そんなにお困りですか。

BLNARくん

そうなんですよ。人間どもはb型にターゲットを合わせたワクチンを使用しています。b型とは「ヘモフィルス・インフルエンザb型（Hib）」のことなのですが、これに有効なワクチンは本当に困ります。彼ら（Hib）は極めて優秀な人材で、しっかりと感染症を引き起こしてくれていました。しかし、ワクチンによるダメージを受けしまって、侵襲性インフルエンザ菌感染症は大幅に減少してしまいました。米国ではワクチン導入後5年で、5歳未満の侵襲性インフルエンザ菌感染症の罹患率が99％減少してしまいました。

ポイント

侵襲性インフルエンザ菌感染症はワクチン接種にて激減した。

インタビュアー

そんなにダメージを受けていたのですね。知りませんでした。最後に1つだけ、質問をさせてください。インフルエンザ菌に感染すると、急性中耳炎になったり、侵襲性感染症になったりしていますが、どのような感染症を引き起こすのかはそのときの気分ですか？

BLNARくん

インフルエンザ菌による感染症は2つに大別すると解りやすいと思いますよ。1つは上気道に定着してから、血中に侵入して菌血症や髄膜炎となる侵襲性感染症です。これはHibたちが頑張った結果なんですよ。もう1つは直接的に感染して、急性中耳炎や急性鼻副鼻腔炎となる非侵襲性感染症です。これは無莢膜株の仲間が主体となって頑張ってくれています。

　インフルエンザ菌感染症には侵襲性感染症（菌血症や髄膜炎）と非侵襲性感染症（中耳炎や急性鼻副鼻腔炎など）がある。

🎤 **インタビュアー**

　うーん、大変な状況のようですね。もう、気の毒なのでインタビューは終わりたいと思います。今後も頑張ってください。

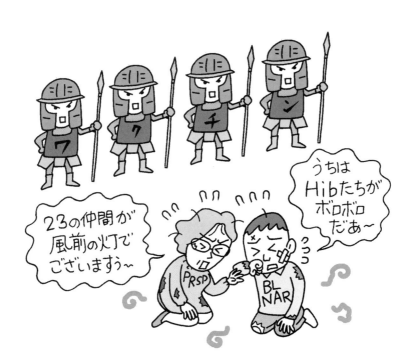

▶ ナレーション

　ここでも、耐性菌の立場から感染対策を考えてみましょう。インタビューはPRSPさんとBLNARくんに行います。どちらも飛沫感染するからです。BLNARくんは人間との戦いで泣きそうになっているので、PRSPさんに飛沫感染する耐性菌の代表として答えてもらいます。

🎤 インタビュアー

　PRSPさんとBLNARくん。あなたたちにインタビューをしたいのですが。ただ、BLNARくんは大変疲れているようですので、PRSPさんに代表として答えてもらえますか？

PRSPさん

　私、PRSPでよろしければ、「飛沫感染する耐性菌」の代表として回答させていただきます。

🎤 インタビュアー

　よろしくお願いします。「飛沫感染する耐性菌」の代表として、人間が取るべき感染対策とは何か教えてもらえますか？

飛沫感染する耐性菌

　人間が取るべき感染対策を教える、ですか？　敵に塩を送るようなものなのですが…。まあ、解りました。この際、常日頃から思っておりますことを吐き出させていただきます。

飛沫感染する耐性菌

　確かに、私たちは「飛沫感染する耐性菌」です。だからといって、「標準予防策＋飛沫予防策」を全症例に実施しようという考え方には無理があります。CDCガイドラインによると「幼児と小児のインフルエンザ菌による肺炎」「イ

ンフルエンザ菌による髄膜炎」「インフルエンザ菌による喉頭蓋炎」では、有
効な治療開始後24時間まで「標準予防策＋飛沫予防策」を実施することになっ
ています。一方、肺炎球菌による肺炎や髄膜炎では「標準予防策」です[1]。

飛沫感染する耐性菌

　ここで、標準予防策と飛沫予防策のサージカルマスクの着用のタイミングを
復習させていただきます。標準予防策では「患者の飛沫に曝露することが予想
されるとき」にサージカルマスクを着用します。そして、飛沫予防策では「病
室に入室するとき」となっています。すなわち、インフルエンザ菌感染症の患
者の病室に入室するときにサージカルマスクを着用し、肺炎球菌感染症の患者
の場合は必要と判断したときに着用すればよい、ということになります。

ポイント

　サージカルマスクの着用のタイミングは、標準予防策では「患者の飛沫に曝
露することが予想されるとき」であり、飛沫予防策では「病室に入室するとき」
である。

インタビュアー

　クリアーカットですね。そうすると、人間がこのような対策を実行すると
「飛沫感染する耐性菌」としては打つ手がなくなる、ということですか？

飛沫感染する耐性菌

　確かに、このような感染対策を実行されると私たちは困ります。しかし、標
準予防策をパーフェクトに実行できる医療従事者なんてほとんどいませんし、
飛沫予防策についても、いい加減にやる人間も多いので大丈夫です。患者の飛
沫に曝露することが予想されるときにサージカルマスクを着用する、といって
も、予測する能力がない医療従事者はマスクを着用しないでしょう。マスクを
するときに鼻を出している人間もいます。ですから、「標準予防策」「標準予防
策＋飛沫予防策」といっても「絵に描いた餅」になっている、というわけです。

なるほど。「絵に描いた餅」ですか。それならば、本物の餅にするためには
どうすればよいのですか？　耐性菌の立場から、一言、お願いします。

飛沫感染する耐性菌

WHOの『手指衛生の５つのタイミング』[2]の実行と、サージカルマスクの
適切な着用がポイントになりますね。これを徹底されますと、私たちには打つ
手がなくなってしまいます。

 インタビュアー

とてもよく、解りました。インタビューを終わりたいと思います。色々あり
がとうございました。

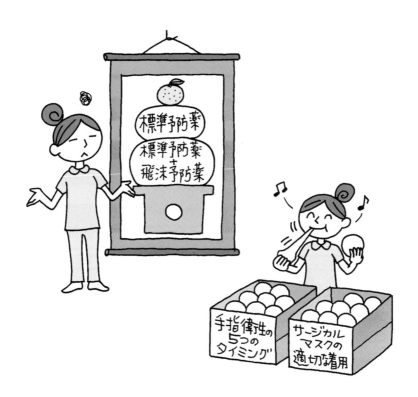

● 「標準予防策＋空気予防策」編

■ MDR-TB・XDR-TB：多剤耐性結核菌・超多剤耐性結核菌

▶ ナレーション

髭の長い高齢の耐性菌がゆっくりと歩いて来ます。いかにも大御所といった
風格です。MDR-TB翁のようです。インタビューに入ります。

🎤 インタビュアー

MDR-TB翁。相変わらず、お元気そうでいらっしゃいますね。

MDR-TB翁

ふむ。君も元気かね。

🎤 インタビュアー

最近の調子はいかがでしょうか？　日本も結核の患者が徐々に減少している
ようなのですが。

MDR-TB翁

　その通りじゃよ。徐々に減少しておるのぉ。日本の結核罹患率は人口10万人
当たり13.3人（2017年）なんじゃが[3]、さらに減少して、英国やフランスな
どの先進国の水準になりつつあるのじゃ。ただ、大阪市は32.4人（2017年）と
高いのは相変わらずだのぅ。それに、近隣アジア諸国では結核罹患率が高く、
フィリピンは322人（2016年）、インドネシアは140人（2016年）じゃったよ。
ゆえに、日本人での結核罹患率が減少してきても、最近は海外から日本に来る
者の数が増えておるから、輸入で減少に歯止めをかけることができると考えて
おるところじゃ。

🎤 インタビュアー

なるほど。まだ明るい見通しがある、ということですね。ところで、結核菌

167

の方々は空気感染をしますが、飛沫感染はしないとのことでしたよね。ですから、結核の患者が入院するときには陰圧の病室、つまりは、空気感染隔離室に入院させるのが結核感染対策でした。そして、病室に入室するときにはN95マスクを着用すると…このような感染対策はMDR-TBの場合も同じでしょうか？

MDR-TB翁

　同じじゃよ。耐性であろうがなかろうが、感染経路は同じだから、空気予防策は一緒なのじゃよ。ここで強調しておきたいことは、すべての結核の患者に感染性があるわけではない、ということじゃ。「感染性のある結核」と「感染性のない結核」があるのじゃよ。空気中に飛沫核を飛ばすことができる肺結核または喉頭結核の患者のみが感染性があるのじゃ。リンパ節結核や腸管結核などの肺外結核の患者は飛沫核を飛散させないじゃろ？　だから、感染性はないのじゃよ。稀に、肺外結核の病変にエアロゾルを産生するような医療処置（剖検、排膿している膿瘍の洗浄など）をしてしまうと、結核菌の伝播を引き起こすことがあるがのぉ。

ポイント

　結核には「感染性のある結核」と「感染性のない結核」がある。肺結核または喉頭結核には感染性があり、リンパ節結核や腸管結核などの肺外結核には感染性はない。

ポイント

　肺外結核であっても、病変にエアロゾルを産生するような医療処置（剖検、排膿している膿瘍の洗浄など）をすると、結核菌が伝播することがある。

インタビュアー

　よく解りました。結核のなかでも、イソニアジドとリファンピシンに耐性となった場合に「多剤耐性結核菌（MDR-TB)」と言われるのでしたよね。そして、「イソニアジドとリファンピシンへの耐性」＋「すべてのフルオロキノロン系への耐性」＋「3種類の注射用第2選択薬（アミカシン、カナマイシン、

カプレオマイシン）のうち少なくとも1剤に耐性」の場合に「超多剤耐性結核菌（XDR-TB)」でした。XDR-TBに罹患すると、人間は治療に大変困る、ということでしょうか？

MDR-TB翁

そうなのじゃ。XDR-TBなんぞは治療方法がないから、その致死率は前抗結核薬時代の結核の患者の致死率に近いのじゃよ。それに、治療に要する費用も高額になってしまうのぅ。XDR-TBはHIV感染者のように、免疫が低下した者で、特に主役を張っておる。これらの者は健康な人間と比較して、結核菌に感染すると結核を発症しやすいし、結核を発症すれば死亡する危険性が高いのじゃよ。

ポイント

XDR-TBの致死率は前抗結核薬時代の結核の患者の致死率に近い。

インタビュアー

そう言うことでしたか。XDR-TBが蔓延したら人間はおしまい、ということですね。引き続きお伺いしたいことがありますが、ここで一旦、休憩を挟みましょう。

■「標準予防策＋空気予防策」の実践方法

ナレーション

空気予防策を必要とする耐性菌は耐性結核菌しかありません。ここでも、耐性菌の立場から感染対策を考えてみましょう。MDR-TB翁に再び答えてもらいます。

インタビュアー

MDR-TB翁。お忙しいのに、申し訳ありません。引き続き、感染対策についてお話を伺いたいのですが…。

MDR-TB翁

儂らMDR-TBやXDR-TBに対する感染対策は結核菌に対する対策と同じだから、空気予防策についての話になかるのぉ。

 インタビュアー

はい、それをお願いいたします。ズバリ、空気予防策の弱点は何になりますでしょうか？　空気予防策の破綻部分を、どのように見付けていらっしゃるのでしょうか？　具体策をご教示ください。

MDR-TB翁

空気予防策の破綻部分というのは容易に見付かるのじゃよ。儂らは常に、そこを狙っておる。

 インタビュアー

例えば、どのような所になりますでしょうか？

MDR-TB翁

まず1つは、何といってもN95マスクを顔に付ければ満足する医療従事者じゃよ。N95マスクはフィットテストとシールチェックに合格したものしか意味がないのじゃ。合格が確認されておらねば、N95マスクを顔面に付けたとしても、マスクと皮膚の間の隙間から、空気が流れ込んでくるであろう。そこを突くのじゃ！　このような場合、空気予防策は成立しないことになるのじゃよ。

ポイント

N95マスクはフィットテストとシールチェックに合格したものを使用する。

MDR-TB翁

もう1つは、空気感染隔離室の陰圧を目視で確認していない病棟じゃな。機械の故障で陰圧を保てないこともあるから、毎日の確認が必ず必要なのじゃ。じゃが、確認をしていなければ、もしかして、常圧の病室となっているかもし

れん。さすれば、儂ら結核菌は空気流に乗って病室外に流れ出ることもできるからのう。

ポイント

空気感染隔離室では目視で陰圧を毎日確認しなければならない。

 インタビュアー

なるほど。こういった破綻部分を突破口として、伝播をされていらっしゃるのですね。

MDR-TB翁

そうなのじゃ。最後にもう1つだけ、追加しておこうかのう。結核の患者に咳エチケットの教育をしない病院もねらい目じゃよ。咳エチケットをすれば空気中に浮遊する飛沫核が減少するのじゃ。だから、患者が咳をするときにサージカルマスクを着用したり、鼻と口を押えたりする行為は大変由々しきことなのじゃ。

 インタビュアー

今、患者がサージカルマスクを着用するとおっしゃられましたが、空気予防策なのですから、N95マスクではないでしょうか？

MDR-TB翁

いやいや、違う、違うのじゃよ。そこなんじゃな、誤解が非常に多いのは…。空気予防策では医療従事者がN95マスクを着用し、患者はサージカルマスクを着用するものなのじゃよ。そもそも、N95マスクは飛沫や飛沫核の拡散を防ぐための設計はされておらん。加えて、N95マスクを使用するとなれば、フィットテストやシールチェックが必要なはずじゃ。患者にフィットテストやシールチェックの教育をする、なんていうことは難しいであろう。N95マスクを着用していると息苦しくもなるじゃろう。咳や息苦しさの症状のある患者がN95マスクを着用し続けることなど、できやせんのじゃよ。

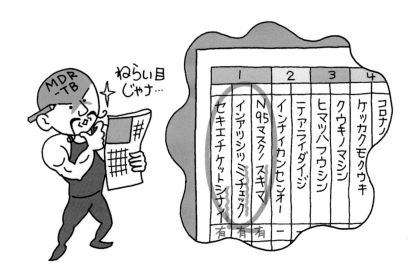

ポイント

空気予防策において、患者がN95マスクを着用することはない。

🎤 **インタビュアー**

　正にその通りですね。大変勉強になりました。そろそろ、お時間となりましたので、これでインタビューは終了とさせていただきます。

Reference

1) CDC：Guideline for isolation precautions：Preventing transmission of infectious agents in healthcare settings．2007
   https://www.cdc.gov/infectioncontrol/pdf/guidelines/isolation-guidelines-H.pdf
2) WHO：WHO Guidelines on hand hygiene in health care．
   ［Full version］http://whqlibdoc.who.int/publications/2009/9789241597906_eng.pdf
   ［Summary］http://whqlibdoc.who.int/hq/2009/WHO_IER_PSP_2009.07_eng.pdf
3) 厚生労働省：平成29年　結核登録者情報調査年報集計結果について．
   https://www.mhlw.go.jp/content/10900000/000347468.pdf

復習日 ファクトシート

標準予防策

❶ 手指衛生

- 手洗いは目的によって「日常的手洗い」「衛生的手洗い」「手術時手洗い」の３つに分けられます。
- 日常生活で実施されている「日常的手洗い」を病院に持ち込んではいけません。病棟や外来では「衛生的手洗い」を実施します。
- 「衛生的手洗い」では手が目に見えて汚れていなければ、アルコール手指消毒薬を用い、手が目に見えて汚れるか蛋白性物質で汚染された場合には石鹸と流水にて手洗いをします。両方を連続しません。手荒れがひどくなるからです。
- 「衛生的手洗い」ではアルコール手指消毒が優先されます。石鹸と流水よりも、保湿剤を含んだアルコール手指消毒薬のほうが手荒れが少ないこと、殺菌効果が強いこと、持ち運ぶことができることなどが理由です。
- 「衛生的手洗い」はWHOの『手指衛生の５つのタイミング』で実施します。
- アルコール手指消毒薬を使用するとき、10～15秒間両手を擦り合わせた後に手が乾いていると感じたとすれば、使用量が不十分だった可能性があります。
- クロストリディオイデス・ディフィシル感染症（CDI：*Clostridioides difficile* infection）の患者ケアではアルコール手指消毒薬を用いても構いません。

ノロウイルス胃腸炎でも、pHを酸性に調整されたアルコール手指消毒薬を用いることができます。これらの病原体に対して石鹸と流水による手洗いを継続していると、WHOの『手指衛生の5つのタイミング』を実施することが困難になるので、他の病原体による院内感染を許してしまうからです。

- 「手術時手洗い」において、ブラシで手および前腕を擦ることは不適切です。
- 手術が連続する場合には「石鹸と流水の手洗い→アルコール手指消毒→【手術】→アルコール手指消毒→【手術】→アルコール手指消毒」を行います。毎回、石鹸と流水の手洗いをする必要はありません。

❷ 個人防護具の使用

- 標準予防策では、「これからどのような医療行為をするのか？」「その医療行為によって、どのような血液・体液曝露が発生するのか？」を予測して、その予測に従って個人防護具を着用します。一方、感染経路別予防策では、病室に入室するときに個人防護具を着用します。
- 個人防護具は「①エプロン➡②マスク➡③ゴーグルやフェイスシールド➡④手袋」の順で着用します。そして、「①手袋➡②ゴーグルやフェイスシールド➡③ガウン➡④マスク」の順で取り外します。個人防護具を取り外した後には手指衛生を行います。

■ 手袋

- 標準予防策では、血液などの感染性物質、粘膜、傷のある皮膚、病原体を保菌している可能性のある正常皮膚、などに触れることが予想されるときに手袋を着用します。接触予防策では、病室に入室するときに手袋を着用します。
- 手袋を使用したら廃棄します。複数の患者のケアに同じ手袋を用いません。複数の患者への再使用のために手袋を洗いません。
- 同一患者であっても、汚染した体部位から清潔な体部位へ手が移動するならば、その前に手袋を交換します。
- 患者に使用した手袋を着用したまま病室外に出ないようにします。手袋を

したまま、コンピューターのキーボードなどには触れません。

■ ガウン

- ガウンは血液、体液、分泌物、排泄物による衣類の汚れを防ぐために着用します。
- 分泌物や排泄物が大量に出ている患者に直接接触するならばガウンを着用します。
- ガウンを取り外すときには、衣類や皮膚を汚染させないようにします。
- 同じガウンを複数の医療従事者が着回すことはしません。

■ マスク・ゴーグル・フェイスシールド

- サージカルマスクを着用しているときには鼻を出さないようにします。
- N95マスクを適切に着用するためにはフィットテストとシールチェックが必要です。
- 結核の患者のケアに使用したN95マスクは、同じ医療従事者が使用するならば再利用できますが、他の感染症の患者に使用したN95マスクは使い捨てにします。
- 唾液や飛沫などで濡れたサージカルマスクやN95マスクは迅速に交換します。
- 眼鏡はゴーグルの代替としては使用できません。眼鏡の上からゴーグルを着用します。
- 呼吸器分泌物のしぶきを作り出す処置（気管支鏡、挿管、吸引など）を行う場合は、手袋、ガウン、顔の前面および側面を完全に覆うフェイスシールドまたはマスクとゴーグルを着用します。

❸ 咳エチケット

- 咳エチケットはSARSの流行によって生み出された感染対策です。

- 咳や鼻水などの症状のある人は発熱がなくても、医療施設に入るときから、咳エチケットを実施します。
- 咳エチケットの遵守率を向上させるためには、様々な手段を用いて、医療従事者、患者、家族、患者の友人、面会者を教育します。
- 咳エチケットの啓発用ポスターは、日本語のみではなく、外国語のものも用意しておきます。
- 咳をするときにはティッシュにて口と鼻を覆い、使用したティッシュは捨てます。
- 外来および病棟の待合室では、アルコール手指消毒薬を使用しやすい所に用意しておきます。
- 待合室においては、呼吸器感染症の症状のある人から1m以上の空間的距離を確保します。

❹ 患者の配置

- 感染経路別予防策が必要な患者は個室に入院させます。個室が利用できない場合にはコホーティングします。コホーティングとは、同じ病原体による活動性感染症を持った複数の患者（他の感染症のない患者）を同室させることです。
- どの病室に入院させるかの判断では、入院の理由、年齢、性別、精神状態、スタッフの必要性、家族の希望、心理的・社会的要因などを考慮します。また、病原体の伝播経路を確認することも大切です。
- 同じ感染症であっても、患者の状況や振る舞いによって、病原体の伝播の危険性は異なります。この場合、病原体を周囲の人や周囲の環境に拡散させない患者は、大部屋に入室させても構いません。すなわち、多剤耐性菌を保菌している患者や多剤耐性菌による感染症を発症している患者であっても、必ずしも個室隔離が必要ではありません。
- 感染すると重症化する患者（免疫抑制の患者など）と感染患者を同室にしません。

❺ 患者ケアに使用した器材の処置

- 器具の「滅菌」「消毒」「洗浄」は器具がこれからどのように使用されるのかによって決定されます。どの患者に使用したかには左右されません。
- 「滅菌」は病原体を完全に除去・破壊することを目的とした処置です。「消毒」は滅菌と洗浄の中間に位置しています。「洗浄」は器具の表面から汚れや微生物を物理的に除去する方法です。
- 洗浄が徹底できない器具は滅菌も消毒もできません。
- 感染経路別予防策の患者に使用したノンクリティカル器具は、その患者専用にするか、使用後に消毒してから他の患者に使用します。
- 医療器具の「滅菌」「消毒」「洗浄」を実施するスタッフは、適切な個人防護具を着用して処理します。
- 食器は食器洗い機を用いて処理します。感染経路別予防策の患者が使用した食器であっても同様であり、特殊な処理は必要ありません。

❻ 環境整備

- CDCは環境表面を感染対策の視点から「手指の高頻度接触表面」と「手指の低頻度接触表面」に分類しました。
- ベッドなどの「患者の周囲環境」は、患者の身体の一部として取り扱い、他の環境表面よりも念入りに清掃します。
- 環境表面は日常的には家庭用洗浄剤で拭き取りをしますが、多剤耐性菌、CD、ノロウイルス、血液が付着している可能性があれば、次亜塩素酸ナトリウム溶液を用いて消毒します。
- 目に見えて汚れたカーテンは迅速に交換し、患者が退院したときにも交換します。カーテンに触れた後は手指衛生を実施します。
- 通常、トイレの便座や手すりは家庭用洗浄剤を用いて清掃しますが、多剤耐性菌、CD、ノロウイルス、血液が付着している可能性があれば、次亜塩素酸ナトリウム溶液を用いて消毒します。
- 浴室では同じ湯を用いて複数の患者が入浴してはいけません。基本的には

シャワーを使用します。

❼ リネン類の取り扱い

- 汚れたリネン類はできるだけ静かに取り扱い、埃が立たないようにします。
- 病室や病棟でリネン類を分別しません。
- 患者が使用した汚れたリネン類には非常に多くの病原体が見られますが、通常の洗濯をすれば、感染源になる危険性はなくなります。

❽ 安全な注射手技

- 「安全な注射手技」のために、滅菌の単回使用の使い捨て注射針および注射器を用います。
- 注射器と注射針を使用したら、両者とも廃棄します。注射針のみを交換して、注射器を継続使用してはいけません。

❾ 腰椎穿刺時のサージカルマスクの着用

- 脊椎麻酔後の髄膜炎ではストレプトコッカス・サリバリウスが原因菌であることが多いです。
- 髄腔内または硬膜外に、カテーテルを挿入する、あるいは薬剤を注入する人は、サージカルマスクを着用します。

❿ 労働者の安全

- 注射器などの鋭利物を患者に使用するときには、廃棄ボックスを身近に用意します。そして、使用した鋭利器材は廃棄ボックスに廃棄します。リキャップをしてはいけません。
- どうしてもリキャップをせざるを得ない状況では、キャップをテーブルの上などにおいて、針付き注射器でキャップをすくい上げるようにしてリキャッ

プをします。
- 安全器材が利用できれば、それを導入します。もし、アクティブタイプとパッシブタイプがあるならば、後者を選択します。
- 安全器材や廃棄ボックスは導入するだけでは不十分であり、適切な使用についての啓発が必要です。

感染経路別予防策

- 日常の診療では標準予防策を実施します。標準予防策だけでは感染経路を断ち切ることができないと判断した場合に、感染経路別予防策を加えます。
- 感染経路別予防策には「接触予防策」「飛沫予防策」「空気予防策」があります。必要に応じて、それらを組み合わせて用います。
- 感染経路別予防策は感染症が確定しなくても、疑われた時点で開始します。
- 感染経路別予防策では、個人防護具は病室に入室するときに着用します。
- 感染経路別予防策が必要な患者は個室に入院させます。個室が利用できない場合にはコホーティングします。
- 感染経路別予防策では、患者および医療従事者の心理面のケアが必要です。

● 接触予防策

- 接触感染には「直接接触感染」と「間接接触感染」があります。直接接触感染は感染者から他の人に、汚染物や汚染した人を介さず、病原体が直接伝播することです。間接接触感染は感染者から他の人に、汚染物や汚染した人を介して、病原体が間接的に伝播することです。
- 接触予防策は、患者の身体や患者の周囲環境への接触によって病原体が拡散するのを防ぐことが目的です。
- 接触予防策が必要な患者は個室に入院させます。個室が利用できない場合にはコホーティングします。
- 接触予防策では、ガウンと手袋は病室に入室するときに着用し、病室から出る前に廃棄します。

- 接触予防策の患者の病室では、手指の高頻度接触表面や患者周囲の器具を重点的に清掃します。
- 医療器具はできるだけ使い捨てのものを使用します。聴診器や血圧計など使い捨てができない器具はその患者専用とするか、同じ病原体による活動性感染症を持った患者集団専用とします。
- 接触予防策で管理されている患者は病室外に出ることを極力避けます。やむを得ず、病室外に出るときには感染部位や保菌部位を覆います。

● 飛沫予防策

- 「飛沫」は伝統的に5μmを超えるサイズとして定義されており、短距離を飛ぶことができます。飛沫感染によって伝播する病源体は、接触感染によっても伝播する可能性があります。
- 飛沫感染する病源体に曝露することを防ぐために、医療従事者は「病室内に入室するとき」にサージカルマスクを着用します。N95マスクの必要はありません。
- 飛沫予防策では特別な空気の処理や換気は必要ありません。ドアは開けておいても構いません。
- 飛沫予防策が必要な患者は個室に入院させます。個室が利用できない場合にはコホーティングします。
- 個室隔離もコホーティングも不可能であれば、他の患者や面会者の間に少なくとも1mの空間的距離をおいての同室は可能です。ただし、免疫抑制の患者や手術直前の患者は飛沫感染する感染症の患者と同室させません。
- 飛沫予防策で管理されている患者は病室外へ出ることを極力避けます。やむを得ず病室外へ出るときには患者は、サージカルマスクを着用して、咳エチケットを遵守します。

● 空気予防策

- 空気感染では飛沫核に乗った病原体が空気中に漂って、長距離を経てヒト

からヒトに伝播します。

- 空気予防策では患者を空気感染隔離室に入室させます。空気感染隔離室は周囲の区域に対し陰圧に設定され、1時間に6〜12回の換気がされ、病室内の空気が他区域に排気する前にHEPAフィルタで濾過されるように設定された個室です。
- 空気感染隔離室では、患者が入室している期間は、病室内が陰圧であることを毎日、目視にて確認して記録します。
- 空気感染隔離室に入室する医療従事者はN95マスクを着用します。N95マスクは飛沫核を捕獲できるので、空気予防策に有効です。
- 麻疹や水痘の患者の空気感染隔離室では、医療従事者にそれらのウイルスに対する免疫があれば、サージカルマスクを着用して入室できます。
- 結核の患者が空気感染隔離室に入室しているときには、すべての医療従事者は必ず、N95マスクを着用して入室します。
- 空気感染隔離室の患者は、医療従事者が病室内に入室している間はサージカルマスクを着用して、咳エチケットを遵守します。
- 空気感染隔離室の患者は病室外へ出ることを極力避けます。やむを得ず病室外へ出るときには患者は、サージカルマスクを着用して、咳エチケットを遵守します。

多剤耐性菌

- 多剤耐性菌の多くは日和見病原体であり、健康な人ではほとんど感染症を発症させません。
- 病院内で1人の患者が多剤耐性菌感染症を発症したということで、無症状の患者に細菌検査をすると、数多くの患者に伝播していることに気付くことがあります。
- 保菌状態の多剤耐性菌は抗菌薬治療の対象にはなりません。
- 多剤耐性菌の患者から患者への主要な伝播経路は「医療従事者の手指」です。「手指の高頻度接触表面」も多剤耐性菌の伝播経路となっています。
- 多剤耐性菌であっても、感染経路や感染症は感受性菌と同じです。しかし、

耐性菌では治療の選択肢が限られます。

● MRSA：メチシリン耐性黄色ブドウ球菌（Methicillin Resistant *Staphylococcus aureus*）

- 黄色ブドウ球菌は入院患者、医療従事者、健康な人の皮膚や鼻腔に生存しています。
- MRSAは「オキサシリン MIC≧4 μg/mL もしくはセフォキシチンMIC≧8 μg/mLである」「PBP2aを検出する」「*mecA*遺伝子を検出する」のいずれかにて確定されます。
- 世界で流行しているMRSAは6つの主要クローン由来です。
- 院内感染型MRSAは病院内で「医療従事者の手指」を介して伝播します。特に、集中治療室や新生児集中治療室では、医療従事者の手指が患者に頻繁に接触するので伝播しやすいといえます。
- 院内感染型MRSAは脆弱な患者において、人工呼吸器関連肺炎、菌血症、皮膚軟部組織感染症などを引き起こします。
- 市中感染型MRSAは、黄色ブドウ球菌が院内感染型MRSAとは異なる経緯で*mecA*遺伝子を獲得して出現しました。
- 市中感染型MRSAは院内感染型MRSAとは臨床的、疫学的に異なるMRSAです。
- 市中感染型MRSAは大学、託児所、軍隊、ラクビー、レスリングなどで、衣類やカミソリなどを共有したり、皮膚病変に皮膚接触することによって伝播します。
- 市中感染型MRSAは、健康な人において感染症を引き起こします。この場合、皮膚・軟部組織感染が多いですが、壊死性肺炎、壊死性筋膜炎、重症骨髄炎、敗血症などの重症感染症を引き起こすこともあります。
- 市中感染型MRSAにはいくつかのクローンがあり、米国ではUSA300というクローンが流行しています。このクローンは白血球溶解酵素（PVL：Panton-Valentine Leukocidin）を産生しているので重篤な感染症を引き起こしますが、日本ではPVLを産生する強毒株が少ないので重症になることはほとんどあ

りません。

● MDRA：多剤耐性アシネトバクター（Multi-Drug Resistant *Acinetobacter*）

- 臨床的に問題となるアシネトバクター属のほとんどがアシネトバクター・バウマニです。

- アシネトバクター属は自然の乾燥した環境で1〜5ヶ月も生き残ることができるので、環境表面や医療器具などが感染源になることがあります。食べ物や節足動物からも見付かることがあります。ヒトの皮膚、創部、呼吸器、消化管にも住み着いています。

- アシネトバクター属は、自然災害や戦争における傷病者に感染症を引き起こしています。

- アシネトバクター属は日和見病原体なので、健康な人には感染症を引き起こしません。しかし、オーストラリア北部（熱帯地域）では、アシネトバクター属による市中感染が発生しています。

- MDRAの耐性機序は「βラクタマーゼの産生」「外膜透過孔の減少」「薬剤排出ポンプの機能亢進」「キノロン系の標的部位の変異」「アミノグリコシド修飾不活化酵素の発現」などです。

- MDRAはカルバペネム系、アミノグリコシド系、フルオロキノロン系に耐性です。

- MDRAは寝たきり患者、集中治療室の患者、透析患者、人工呼吸器管理の患者、中心静脈カテーテル留置患者などで、人工呼吸器関連肺炎、菌血症、髄膜炎などを引き起こします。特に、人工呼吸器関連肺炎を引き起こすことが多いです。

- 薬剤耐性アシネトバクター感染症は5類全数報告疾患のため、7日以内に届け出ます。保菌のみの場合には届け出る必要はありません。次のようにな状況で届けます。
  - ◆ **通常、無菌の検体（血液、腹水、胸水、髄液など）の場合**
    次の3つの条件をすべて満たす。

❶ イミペネム：MIC≧16μg/mL、または、
　　　　　感受性ディスク（KB）の阻止円の直径≦13mm
❷ アミカシン：MIC≧32μg/mL、または、
　　　　　感受性ディスク（KB）の阻止円の直径≦14mm
❸ シプロフロキサシン：MIC≧4μg/mL、または、
　　　　　感受性ディスク（KB）の阻止円の直径≦15mm
◆ **通常、無菌ではない検体（喀痰、膿、尿など）の場合**
❶～❸に加えて、分離菌が感染症の原因菌と判定されること。

● MDRP：多剤耐性緑膿菌（Multi-Drug Resistant *Pseudomonas aeruginosa*）

- 緑膿菌は水、土壌、植物などの環境に生存しています。湿潤環境を好むので、病院内では流し台、水道の蛇口、病室の花瓶などに住み着いています。ヒトの腸管にも保菌されていることがあります。吸入液や加湿器などで繁殖することもあります。

- 緑膿菌は脆弱な患者（好中球減少患者、重症熱傷患者など）において、菌血症、人工呼吸器関連肺炎、血管内カテーテル由来血流感染症、尿道留置カテーテル由来尿路感染症などを引き起こします。

- MDRPはカルバペネム系、アミノグリコシド系、フルオロキノロン系に耐性を示す緑膿菌のことです。その定義は「イミペネム MIC≧16μg/mL、かつ、アミカシン MIC≧32μg/mL、かつ、シプロフロキサシン MIC≧4μg/mL」となっています。ただし、この定義は世界共通ではなく、日本独自の定義です。

- MDRPの耐性機序は「βラクタマーゼの産生」「外膜透過孔の減少」「薬剤排出ポンプの機能亢進」「キノロン系の標的部位の変異」「アミノグリコシド修飾不活化酵素の発現」などです。バイオフィルムの産生も耐性化を増強しています。

● VRE：バンコマイシン耐性腸球菌（Vancomycin Resistant Enterococci）

- 腸球菌はヒトや動物の腸管や生殖器に住み着いています。環境にもしばしば見られます。
- VREは家畜にアボパルシンが使用されたことによって誕生した、と言われています。
- VREはエンテロコッカス・フェカーリス、もしくはエンテロコッカス・フェシウムがバンコマイシンに耐性となったものです。
- エンテロコッカス・フェカーリスのVREはβラクタム系に感受性があります。エンテロコッカス・フェシウムのVREは高度耐性です。
- VREは耐性遺伝子として、*vanA*もしくは*vanB*を持っています。*vanA*は耐性度が高く、*vanB*は様々なレベルの耐性を示します。
- VREは「医療従事者の手指」を介して、患者から患者に伝播します。VREが付着した環境表面に触れた手指を介しても伝播します。
- VREは抵抗力が低下した患者において、尿路感染症、菌血症、心内膜炎、髄膜炎などを引き起こします。
- バンコマイシン耐性腸球菌感染症は5類全数報告疾患なので7日以内に届け出ます。保菌では届ける必要はありません。次のような状況で届けます。
  - ◆ 通常、無菌の検体（血液、腹水、胸水、髄液など）の場合
    - ❶ バンコマイシン：MIC≧16μg/mL
  - ◆ 通常、無菌ではない検体（喀痰、膿、尿など）の場合
    ❶に加えて、分離菌が感染症の原因菌と判定されること。

● ESBL産生菌：基質特異性拡張型βラクタマーゼ（Extended Spectrum β-Lactamase）産生菌

- ESBLは耐性菌名ではなく、βラクタマーゼの名前です。
- ESBLにはTEM型、SHV型、CTX-M型など、色々な種類のものがありますが、日本ではCTX-M型が主流です。

- ESBL産生遺伝子はプラスミドに乗って細菌から細菌に移動できます。腸内細菌科細菌のみならず、緑膿菌などにも移動できます。
- ESBLは第3世代・第4世代セファロスポリン系には耐性ですが、カルバペネム系およびセファマイシン系には感受性を示します。尿道留置カテーテルや中心静脈カテーテルが挿入されている患者では、尿路感染症や血流感染症を引き起こします。人工呼吸器が装着されている患者では人工呼吸器関連肺炎を引き起こします。手術患者では手術部位感染症が見られます。
- ESBL産生菌は健康な人でも感染症を発症させることがあります。この場合、大腸菌が主役となりますので、腎盂腎炎などの尿路感染症がほとんどです。市中ではESBL産生菌の保菌者が増加しています。

● CRE・CPE：カルバペネム耐性腸内細菌科細菌（Carbapenem Resistant *Enterobacteriaceae*）・カルバペネマーゼ産生腸内細菌科細菌（Carbapenemase Pruducing *Enterobacteriaceae*）

- CREは「悪夢の耐性菌」と言われる多剤耐性菌です。
- 感受性結果にかかわらず、カルバペネマーゼを産生する腸内細菌科細菌をCPEと呼んでいます。
- CREには「カルバペネマーゼ産生遺伝子を持つCPE」と「カルバペネマーゼ産生遺伝子を持たないCRE」があります。
- カルバペネマーゼ産生遺伝子を持つが、カルバペネム系に感受性のあるCPEをステルス型耐性菌と言います。
- カルバペネマーゼには地域によってKPC型、NDM型、OXA-48型などが流行しています。日本ではIMP型が主流です。
- CPEは「標準予防策＋接触予防策」で、CPE以外のCREは「標準予防策」を用いて対応されています。
- CRE・CPEは院内感染肺炎、菌血症、尿路感染症、手術部位感染症などを引き起こします。
- 「カルバペネム耐性腸内細菌科細菌感染症」は5類全数報告疾患となってお

り、7日以内に届け出します。保菌では届ける必要はありません。次のような状況で届けます。

◆ **通常、無菌の検体（血液、腹水、胸水、髄液など）の場合**
　❶ メロペネム：MIC≧2μg/mL、または、
　　　　　　　感受性ディスク（KB）の阻止円の直径≦22mm
　　もしくは、❷・❸のいずれにも該当
　❷ イミペネム：MIC≧2μg/mL、または、
　　　　　　　感受性ディスク（KB）の阻止円の直径≦22mm
　❸ セフメタゾール：MIC≧64μg/mL、または、
　　　　　　　感受性ディスク（KB）の阻止円の直径≦12mm
◆ **通常、無菌ではない検体（喀痰、膿、尿など）の場合**
　❶〜❸に加えて、分離菌が感染症の原因菌と判定されること。

● CNS：コアグラーゼ陰性ブドウ球菌（Coagulase Negative Staphylococci）

- コアグラーゼを産生するブドウ球菌を「黄色ブドウ球菌」、産生しないブドウ球菌を「コアグラーゼ陰性ブドウ球菌（CNS）」と言います。
- CNSには30以上の菌種がありますが、そのなかで表皮ブドウ球菌が最も多く感染症を引き起こしています。メチシリン耐性のものを「メチシリン耐性表皮ブドウ球菌（MRSE）」と言います。
- CNSが血液培養にて検出されても、汚染菌のことがほとんどです。
- CNSは日和見病原体なので、健康な人では感染症を引き起こしません。人工物が挿入されている患者で感染症を引き起こす傾向にあります。症状は乏しいことが多いです。
- CNSは皮膚、粘膜、上気道の常在細菌なので、患者に中心静脈カテーテルが挿入されていると血流感染を引き起こします。人工物がインプラントされていれば手術部位感染を引き起こします。人工弁のある患者では心内膜炎を引き起こします。
- CNSは日和見病原体ですが、CNSの仲間であるスタフィロコッカス・ラク

ドネンシスは健康な人であっても感染症を引き起こすことがあります。ただ、ペニシリン系を含む多くの抗菌薬に感受性があるので、多剤耐性菌ではありません。

● PRSP：ペニシリン耐性肺炎球菌（Penicillin Resistant *Streptococcus pneumoniae*）

- 肺炎球菌は飛沫感染します。健康な人の鼻咽頭に常在しています。
- 肺炎球菌ワクチンには、23価肺炎球菌莢膜多糖体ワクチンと13価肺炎球菌結合型ワクチンがあります。それぞれ、接種できる年齢が限られています。
- 肺炎球菌は急性中耳炎、急性鼻副鼻腔炎、市中肺炎などを引き起こします。
- 肺炎球菌はインフルエンザ罹患後の患者、アルコール中毒の患者、喫煙者、慢性閉塞性肺疾患や喘息の患者、脾臓機能低下もしくは脾臓摘出術の患者、免疫不全の患者において、侵襲性肺炎球菌感染症を引き起こすことがあります。
- 侵襲性肺炎球菌感染症とは、本来は病原体が存在しない体の部分（血液や髄液など）に病原体が侵入した状況であり、髄膜炎、菌血症、菌血症を伴う肺炎のことです。侵襲性肺炎球菌感染症は5類全数報告疾患となっています。そのため、7日以内に届け出します。
- ペニシリンの感受性が髄膜炎では「MIC≧0.12μg/mL」、髄膜炎以外の感染症では「MIC≧8μg/mL」の肺炎球菌を「ペニシリン耐性肺炎球菌（PRSP）」と言います。

● BLNARインフルエンザ菌：βラクタマーゼ非産生アンピシリン耐性（BLNAR：β-Lactamase Negative Ampicillin Resistant）インフルエンザ菌

- インフルエンザ菌は飛沫感染します。インフルエンザ菌は人間の上気道に常在しています。
- インフルエンザ菌には莢膜を持つ有莢膜株と、持っていない無莢膜株があ

り、通常、有莢膜株のほうが病原性が強いことが知られています。

- 有莢膜株にはa〜f型の6種類があり、そのなかでも、特にb型が最も病原性が高く、これを「Hib」と呼んでいます。
- インフルエンザ菌による感染症は2つに大別されます。1つは上気道に定着してから、血中に侵入して菌血症や髄膜炎となる侵襲性感染症であり、Hibによることがほとんどです。もう1つは直接的に感染して、急性中耳炎や急性鼻副鼻腔炎となる非侵襲性感染症です。これは無莢膜株が主体となっています。
- 侵襲性インフルエンザ菌感染症は本来無菌環境である部位からインフルエンザ菌が分離された感染症（髄膜炎や菌血症）であり、5類全数報告疾患となっています。そのため、7日以内に届け出します。
- 侵襲性インフルエンザ菌感染症はワクチン接種にて激減しました。
- BLNARはPBPを変異させることによって耐性化したインフルエンザ菌です。

● MDR-TB・XDR-TB：多剤耐性結核菌（Multi-Drug Resistant *Mycobacterium tuberculosis*）・超多剤耐性結核菌（Extensively Drug Resistant *Mycobacterium tuberculosis*）

- 結核菌は飛沫感染しません。空気感染しかできません。この感染経路は感受性結核菌であっても、MDR-TBやXDR-TBであっても同じです。
- 結核菌に感染すると、潜在性結核感染となります。潜在性結核感染は無症状であり、感染性もありません。
- 潜在性結核感染の人の10人に0.5〜1人が結核を発症します。特に、感染して2年以内は発症しやすいことが知られています。
- 結核には「感染性のある結核」と「感染性のない結核」があります。肺結核または喉頭結核には感染性があり、リンパ節結核や腸管結核などの肺外結核には感染性はありません。
- 肺外結核であっても、病変にエアロゾルを産生するような医療処置（剖検、排膿している膿瘍の洗浄など）をすると、結核菌が伝播することがありま

す。

- 結核菌に感染して、引き続き発病する結核を「一次結核」と呼びます。この場合、肺門や頸部のリンパ節結核、結核性胸膜炎を発症します。リンパ血行性に結核菌が肺に移行すると粟粒結核となり、髄液内に入り込むと結核性髄膜炎に進展します。

- 初感染からかなりの年数を経たところで、静菌化していた結核菌が再び増殖して、発症すると「二次結核」と呼ばれます。高齢者の結核のほとんどが二次結核です。

- 骨髄や腎臓などの肺外結核が見られることがありますが、これは初感染時に血行性に散布された不顕性の病巣からの再燃によるものです。

- イソニアジドとリファンピシンに耐性の結核菌を「多剤耐性結核菌（MDR-TB）」と言います。

- 「イソニアジドとリファンピシンへの耐性」＋「すべてのフルオロキノロン系への耐性」＋「3種類の注射用第2選択薬（アミカシン、カナマイシン、カプレオマイシン）のうち少なくとも1剤に耐性」の結核菌を「超多剤耐性結核菌（XDR-TB）」と言います。

 ## コロナウイルス

- ヒトに感染するヒトコロナウイルスは「通常型」と「それ以外」の2つに分けられます。前者には4種類（229E、NL63、OC43、HKU1）があり、成人の軽度～中等度の上気道感染症の5～10%を引き起こしています。後者には3種類（SARS-CoV、MERS-CoV、SARS-CoV-2）があります。SARS-CoVは重症急性呼吸器症候群の原因ウイルスであり、MERS-CoVは中東呼吸器症候群の原因ウイルスです。そして、SARS-CoV-2がCOVID-19を引き起こしているウイルスです。

- 通常型コロナウイルスの感染者には標準予防策で対応します。すなわち、患者に咳嗽が見られればサージカルマスクを着用し、喀痰や鼻汁などに触れるときには手袋を用います。

- それ以外のコロナウイルスの感染者には標準予防策に加えて、接触予防策

と飛沫予防策を実施します。このとき、眼の防御を忘れないようにします。エアロゾルを産生するような医療処置（挿管、人工呼吸、ネブライザー治療など）をするときには空気予防策を加えます。

- 患者には咳エチケットを遵守してもらいます。咳エチケットには咳やクシャミをするときに口と鼻を覆うことの他に、手指衛生も実施すべきことを啓発します。

- 通常、コロナウイルスは環境表面に数時間（SARS-CoV-2では最大3日まで）生存できます。そのため、手指の高頻度接触表面（ドアノブなど）を重点的に清掃します。

おわりに

　院内感染対策において、感染対策と多剤耐性菌の理解は極めて重要です。そのためには情報源となる書籍が必要なのですが、これまでの多剤耐性菌についての書籍は難解なものが多いと感じていました。そのため、病院内のすべてのスタッフが学ぶためには、その理解を促進する書籍が必要と思いました。そのような書籍となるための条件には2つあると考えます。それは「短期間で読破できる」と「読みやすい」です。

　本書は7日間で読破できるように内容を配分しました。また、初心者が気楽に読めるように「例え話」や「擬人化した耐性菌の会話とインタビュー」を駆使し、解りやすい内容にしました。さらに、ファクトシートによって、感染対策と多剤耐性菌の総まとめを一気に目を通すことができるようにしてあります。この書籍を読者の皆様が肩の力を抜いて、楽しみながら読んでいくことを強く希望いたします。読者の皆様のお役に立てれば幸いです。

参考図書

● 矢野邦夫：手術医療の感染対策がわかる本、ヴァン メディカル、東京、2018

● 矢野邦夫：見える！わかる！！　病原体はココにいます。、ヴァン メディカル、東京、2015

● 矢野邦夫：知って防ぐ！耐性菌2　MDRA・VRE・PRSP・CRE、ヴァン メディカル、東京、2015

● 矢野邦夫：知って防ぐ！耐性菌　ESBL産生菌・MRSA・MDRP、ヴァン メディカル、東京、2014

● 矢野邦夫：感染制御INDEX 100の原則、ヴァン メディカル、東京、2011

● 矢野邦夫：感染制御の授業―30日間基本マスター、ヴァン メディカル、東京、2009

索引

● 著者略歴

矢野邦夫 浜松医療センター　院長補佐 兼 感染症内科部長 兼 衛生管理室長

● 略歴

1981年3月	名古屋大学医学部卒業
1981年4月	名古屋掖済会病院
1987年7月	名古屋第二赤十字病院
1988年7月	名古屋大学　第一内科
1989年12月	米国フレッドハッチンソン癌研究所
1993年4月	浜松医療センター
1996年7月	米国ワシントン州立大学感染症科　エイズ臨床短期留学
	米国エイズトレーニングセンター臨床研修終了
1997年4月	浜松医療センター　感染症内科部長（現職）
1997年7月	同上　　　　　　　衛生管理室長（現職）
2008年7月	同上　　　　　　　副院長
2020年4月	同上　　　　　　　院長補佐（現職）

● 医学博士　● 浜松医科大学　臨床教授　● 三重県立看護大学　客員教授
● インフェクションコントロールドクター　● 感染症専門医・指導医
● 抗菌化学療法指導医　● 日本エイズ学会　認定医・指導医
● 血液専門医　● 日本輸血学会認定医　● 日本内科学会認定医
● 日本感染症学会・日本環境感染学会　評議員　● 日本医師会認定産業医

● 著書

救急医療の感染対策がわかる本（ヴァン メディカル）、手術医療の感染対策がわかる本（ヴァン メディカル）、知っておきたい　クロストリディオイデス・ディフィシル感染対策Point20（ヴァン メディカル）、知って・やって・覚えて 医療現場の真菌対策（ヴァン メディカル）、見える！わかる!!　病原体はココにいます。（ヴァン メディカル）、知って防ぐ！耐性菌　ESBL 産生菌・MRSA・MDRP（ヴァン メディカル）、知って防ぐ！耐性菌2 MDRP・VRE・PRSP・CRE（ヴァン メディカル）、感染制御INDEX 100の原則（ヴァン メディカル）、感染制御の授業—30日間基本マスター（ヴァン メディカル）、ねころんで読めるCDC ガイドライン（メディカ出版）など多数

7日間できらりマスター

標準予防策・経路別予防策と耐性菌対策　定価（本体2,400円＋税）

2020年7月15日　初版発行

著　者　矢野邦夫
発行者　伊藤秀夫

発行所　株式会社 ヴァン メディカル

〒101-0051　東京都千代田区神田神保町2-40-7友輪ビル
TEL 03-5276-6521　FAX 03-5276-6525
振替　00190-2-170643

印刷・製本　亜細亜印刷株式会社
乱丁・落丁の場合はおとりかえします。